项目支持

2019 年宁夏医科大学支持学术著作项目

宁夏高等学校一流学科建设项目（中医学）（NXYLXK2017A06）

中医辟谷养生技术

编著　郭建红　俞海虹　燕晓雯

主审　李保有

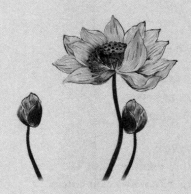

中国中医药出版社

·北京·

图书在版编目（CIP）数据

中医辟谷养生技术 / 郭建红，俞海虹，燕晓雯编著．—北京：中国中医药出版社，2020.4

ISBN 978 - 7 - 5132 - 6033 - 6

Ⅰ．①中… Ⅱ．①郭… ②俞… ③燕… Ⅲ．①养生（中医）—基本知识 Ⅳ．① R212

中国版本图书馆 CIP 数据核字（2019）第 297681 号

中国中医药出版社出版

北京经济技术开发区科创十三街 31 号院二区 8 号楼

邮政编码 100176

传真 010-64405750

三河市同力彩印有限公司印刷

各地新华书店经销

开本 880×1230 1/32 印张 10 字数 178 千字

2020 年 4 月第 1 版 2020 年 4 月第 1 次印刷

书号 ISBN 978 - 7 - 5132 - 6033-6

定价 45.00 元

网址 www.cptcm.com

社 长 热 线 010-64405720

购 书 热 线 010-89535836

维 权 打 假 010-64405753

微信服务号 zgzyycbs

微商城网址 https：//kdt.im/LIdUGr

官 方 微 博 http：//e.weibo.com/cptcm

天猫旗舰店网址 https：//zgzyycbs.tmall.com

如有印装质量问题请与本社出版部联系（010-64405510）

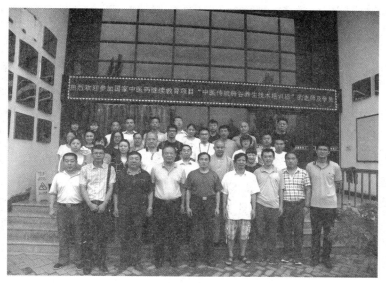

2015 年 8 月，宁夏医科大学中医学院承办的国家级中医药继续教育项目
"中医传统辟谷养生技术培训班"合影。

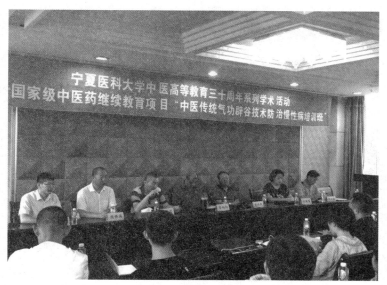

2017 年 8 月，宁夏医科大学中医学院主办的国家级中医药继续教育项目
"中医传统气功辟谷技术防治慢性病培训班"开幕式照片。

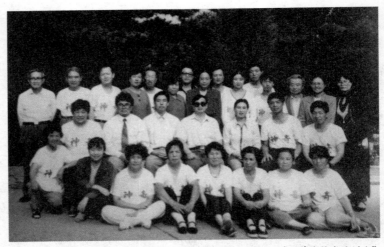

李保有老师 1997 年在河北北戴河医疗气功疗养院开展的"辟谷养生技术培训班"

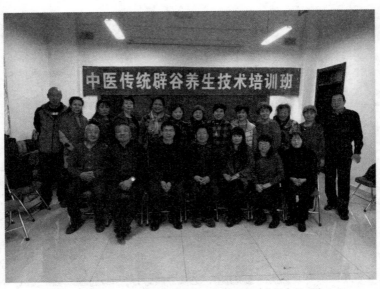

2016 年 12 月，宁夏医科大学中医学院郭建红老师在银川市
老年大学举办"中医传统辟谷养生技术培训班"合影

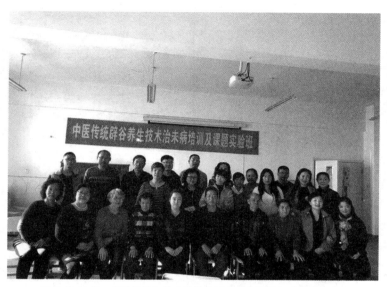

2017 年 11 月，宁夏医科大学中医学院辟谷养生课题组邀请李保有、俞海虹老师进行辟谷养生课题实验指导。

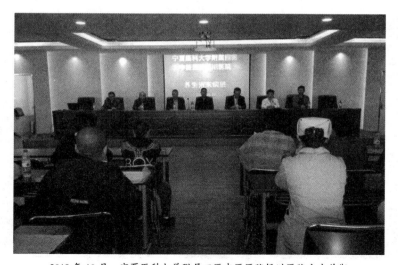

2019 年 10 月，宁夏医科大学附属回医中医医院银川医院主办首期"中医养生治未病班"。

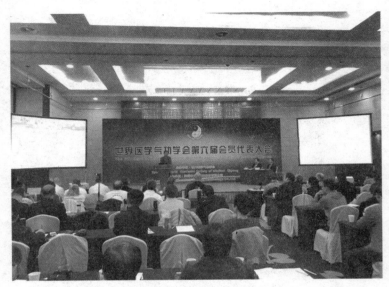

2019 年 11 月，郭建红老师在世界医学气功学会学术年会上进行题为
"中医辟谷技术治疗妇女月经不调及不孕症典型案例"大会发言。

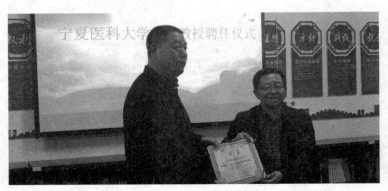

2019 年 11 月，宁夏医科大学聘任李保有（右）为学校名誉教授，
牛阳副书记为李保有老师颁发证书。

内容提要

　　本书共七章。第一章绪论，介绍辟谷的概念及辟谷技术现代研究进展。第二章辟谷溯源，简要介绍道家医学、中医文献以及史料对辟谷的记载。第三章养生功法基本知识，介绍养生功法基本理论知识及养生功法练习指导。第四章限食疗法基本知识，介绍限食疗法历史及研究进展，限食期间机体的物质与能量代谢，限食疗法的治疗作用。第五章辟谷养生技术，介绍辟谷养生功的功理及功法、辟谷期间的身心反应、复谷技术、辟谷适应人群、辟谷对人体的作用，以及辟谷技术的问题解答。第六章实验研究与典型案例。第七章辟谷者体会。

　　本书旨在为广大慢性病患者提供科学的辟谷治未病技术指导，使其全面了解中医辟谷技术的理论体系。中医辟谷养生技术是符合国家慢病防治需求的中医药健康服务技术手段，能够为广大慢性病患者提供康复治疗的全新方案，为广大养生爱好者带来健康的养生方法。

马　序

　　辟谷是一种传统的养生保健方法，与传统中医文化有着不解之缘。长沙马王堆出土的汉帛医书《却谷食气》篇对辟谷就有记载，说明至少在汉代之前辟谷就已经成为中医养生术。中医名家孙思邈、陶弘景等对辟谷养生也有论述。《南史·隐逸传》中记载："道家名医陶弘景善辟谷导引之法，自隐处四十许年，年逾八十而有壮容。"

　　辟谷养生并不是单纯的不吃饭，而是要采用特殊的养生功法锻炼，吸收大自然精华之清气，锻炼意志，磨炼心智，疏通经脉，短期内加快人体的新陈代谢，促进脂肪分解，清除人体内的代谢废物和垃圾，调整脏腑功能，使脏腑功能阴阳平衡，达到标本兼治的目的。辟谷养生运用中医经络原理，疏通人体经脉及络脉，激发人体特殊的能量通道，采自然精华之气吸入体内，使人体顺应自然融入自然，意识形态也会进入一种自然状态，即进入不饥不渴的辟谷状态。在这种特殊的生理状态作用下，人体潜能得以激发，自然能量得以调动，各生理功能进行强力、持久的周身调治。各种人体生理功能和脏腑功能在有效调治的同时，机体快速分解运化体内多余的脂肪，使体重迅速下降，能量摄入量与消耗量处于新的动态平衡。辟谷期间，因吸

1

收自然精华能量，调动人体潜能来维持人体正常的生理需要，故精力充沛，无痛苦，是健康减肥、养生、美容的首选方法。

现代社会人们生活方式发生很大变化，总体摄入多排出少，能量代谢严重失衡，各种代谢疾病随之而来。人体代谢不好，就会产生糖尿病、高血压、高血脂、痛风等疾病。通过辟谷养生在不进食物状态下让肠胃充分休息，清除宿便和毒素，达到养生和调理之功。辟谷状态下，由于身心放松，人体细胞处于"缺食吸气"的状态，使人体与自然之气相通，加速细胞与外界物质和能量的交换，促进人体新陈代谢，充分吸取大自然的真气（能量），潜能得以开发，智慧得以开启，充分调动人体潜能和自然能量来维持正常生理活动。在此状态下，大脑始终处在一种全新自动状态，体能和潜力得到了充分的调节和发挥，身体负荷减轻，气血得到最充分的运用和发挥，脑细胞的功用充分得到更新和延长。辟谷去掉了多余的脂肪和毒素，体内得到了全面的清洁，肠胃得到了调节和休养，心灵得到澄清和升华，性情得以陶冶和悦，视野开阔，了悟人生。

为了让更多人了解并掌握辟谷养生的要领，中医学院郭建红博士多次举办辟谷养生培训班，很多学员都能从中受益。正确的辟谷一般不会有饥饿感，但盲目辟谷不但效果不显还很痛苦。有人在家断食自己操作，不知道吸入能量的通道和机关，也不会运用方法补充能量，人体在没有食物和空腹状态就会造成机体能量失衡，出现乏力、头昏眼花等现象，不仅无法长期坚持，而且还会造成生理功能紊乱而致病。所以正确的辟谷养生是通过特殊的训练方法和打通人体与自然的通道，吸取自然精华能量，增补人体元气和气血，以及各种微量元素，从而维持人体生命所需要的能量，全面调节人体生理功能和病理系统，获得健康人生。

希望通过这本书的出版和推广，将辟谷养生的理念和方法让更多人了解、认识并掌握，也让广大辟谷爱好者能够有一本参考书，做到正确辟谷，科学养生。

宁夏医科大学中医学院常务副院长　马惠昇

2020 年 2 月于银川

李 序

    人想得多了就会累，就会失眠，就会失去已有的快乐与轻松，所以先冒昧地借著名清华大学教授王洪亮的一段经典的话来作为引句："人静时，躺下来仔细想想，人活着真不容易，明知以后会死，还要努力地活着，人活一辈子到底是为什么？复杂的社会，看不透的人心，放不下的牵挂，经历不完的酸甜苦辣，走不完的坎坷，越不过的无奈，忘不了的昨天，忙不完的今天，想不到的明天，最后不知道会消失在哪一天，这就是人生。所以再忙再累别忘了心疼自己，一定要记得好好照顾自己！人生如天气，可预料，但往往出乎意料。不管是阳光灿烂，还是聚散无常，一份好心情，是人生唯一不能被剥夺的财富。把握好每天的生活，照顾好独一无二的身体，就是最好的珍惜。得之坦然，失之泰然，随性而往，随遇而安，一切随缘，是最豁达而明智的人生态度。"

    多好的一段话，是人就会有优缺点，所以人和人之间要学会相互赞美优点，彼此包容缺点，才能够和谐共处。人与人如此，人与自己的脏器之间也是如此，人与大自然之间更是如此，人与微生物之间仍然也是如此，这就是我理解的道，平衡之道。

对年龄大的人来说，你老了，仍然能够保持健康的体魄，能够到处旅游，能够不需要时时和医生打交道，能够随意品尝美食，能够时不时打上一段太极拳、跳上一段交谊舞。自己能够照顾并且解决生活问题，你就是成功人士。逢年过节你给孩子最好的礼物就是你自己的健康，因为你没有拖累孩子。对中年人来说，上有老下有小，自身正处于事业的黄金期，因此一个身心俱佳的状态才是最理想的状态。同样对于年轻人也是如此，年轻不代表就一定会安然无恙，"压力大、过劳死"时时见诸报端，所以年轻人的健康问题同样是不容忽视的。所以说健康第一，其他都在其后。不管哪个年龄段，没有健康所有的一切都变成了虚无。

基于此，请善待自己，让我们因为这本书结一个缘，一个健康缘。

黄金有价，知识无价，知识的价值在于使用而不在于占有。基于此，我们把几十年研究和实践的些许心得实录出来，让道家辟谷这种既古老又神秘的方法公之于众，以达到抛砖引玉的目的，以期古为今用，从而使习者达"身心健康，活得自在"之目标。

诸君当知，辟谷的确可以调理很多疑难杂症，可是世上所有的东西都是双刃剑，用好了，用对了，利人利己，用的不对，必遭反噬。所以请读者务必不要自己操作，如果真的有兴趣，就一定要找有经验的老师指导才能实际体验，以免出现危险，切记切记!

李保有

2020 年 2 月于山东

编写说明

　　辟谷在中国有悠久的历史，早在《列子·黄帝》中就有记载："山上有神人焉，吸风饮露，不食五谷。"与韩信、萧何并称汉初三杰的张良，曾弃官辟谷。张良因多病而辞官，相传从赤松子云游，行辟谷之术，养出长命百岁。《史记·留侯世家》记载："（张良）愿弃人间事，欲从赤松子游耳。乃学辟谷，道引轻身。"三国时期，曹操为了稳定自己的政权，将其控制的北方地区十余位社会影响较大的方士，如华佗、左慈、甘始、郤俭等召集到许都和邺城加以控制使用，并让以辟谷著称的郤俭做这些方士的领袖。《三国志·方技传》记载："余（曹植）尝试郤俭绝谷百日，躬与之寝处，行步起居自若也。夫人不食七日则死，而俭乃如是，然不必益寿，可以疗疾而不惮饥馑焉！"长沙马王堆出土的汉帛医书《去（却）谷食气》篇对辟谷养生术有简短的记载，说明至少在汉代之前辟谷就已经成为中医养生术。辟谷本是道家术语，是道家对在修炼过程中出现的饮食减少甚至一定时间内断绝食物现象的称谓，属于道家修炼的一个阶段。由于辟谷的养生价值突出，其应用受到历代中医名家的重视。例如，孙思邈在《千金翼方》卷十三中，整卷记载辟谷方54首，并专列服水辟谷一节。陶弘景著有《断谷秘方》及《服气导引》各一卷，内有较多辟谷养生内容，可惜这两本书均已散佚。《南史·隐逸传》中记载"道家名医陶弘景善辟谷导引之法，自隐处四十许年，年逾八十而有壮容"。

著名丹麦华人中医专家、丹麦 Li Baoyou 中医中心主任、宁夏医科大学名誉教授李保有教授，20 世纪 80 年代在师传道医养生功法的基础上开发出中医传统辟谷养生技术，并于 20 世纪 80 年代、90 年代在江苏镇江、河北北戴河等地传授中医辟谷养生技术，治疗无数疑难杂症，取得了极好的治疗效果与社会效应。2000 年李保有教授因出国发展而暂时停止了在国内的辟谷养生技术传授。进入 21 世纪，辟谷养生技术的养生长寿与治疗价值受到社会与学者的诸多关注，为此我们与李保有教授的徒弟俞海虹老师取得联系，进行辟谷治未病课题研究，先后开展 20 余期辟谷养生治未病技术培训班活动，并有幸主持国家中医药管理局 2015 年国家级中医药继续教育项目"中医传统辟谷养生技术培训班（2015461201004）"和 2017 年国家级中医药继续教育项目"中医气功辟谷技术防治慢性病培训班（Z20173002001）"，且在宁夏医科大学附属回医中医医院银川医院治未病中心常规开展辟谷治未病活动。

实践证明，辟谷确对各类慢性病有极好的预防与治疗作用，且可起到养生长寿的作用。在进行课题研究与辟谷养生技术教授过程中，我们深深认识到中国传统文化的深奥以及中国古人的伟大智慧。西方研究者在上世纪初期就已经发现了限食疗法的临床价值，开展了大量理论与实践研究，并已将其应用于临床治疗。国内有学者学习西方限食疗法，并开展临床限食治疗。辟谷以养生功法练习为前提，重在培育人体元气，与单纯的限食疗法相比，辟谷条件下的限食安全且效果更好，辟谷者不会出现头晕、乏力，甚至身体虚脱等单纯限食疗法可能出现的身体不适，相反会感觉身轻体健，精力充沛。我们的先辈在遥远的古代就发明了辟谷这种特殊的限食方法，并将其应用于养生长寿，证明了中国古人的伟大智慧。辟谷技术比西方的限食疗法早了几千年，且更加安全有效。目前，国内学者已对中医辟谷养生技术展开了大量理论研究，对辟谷技术的文献记载进行了考证与梳理，认为辟谷对糖尿病、肥胖、心脑血管疾病具有极好的防治效果，并可防止衰老，提高人体免疫力，预防各类疾病的发生。2017 年 6 月首届国际辟谷养生学术研讨会在北京中医药大学召开，会议由北京中医药大学养生学研究所所长刘长喜主持，北京中医药大学校长徐安龙等诸多国内外著名专家学者参加了本次学术研讨会并做了大会发言，学者一致高度评价了辟谷的治未病价值。

自 2012 年完成广东省梅州市科技计划项目"中国传统辟谷养生术应用研究（2010B61）"以来，我们充分认识到辟谷养生技术在慢性病防治中的重要性，并一直致力于此项研究。先后完成了宁夏医科大学特殊人才科研启动项目"中国传统辟谷养生功降压作用研究（XT201411）"、宁夏医科大学科学研究基金资助项目"辟谷养生术对血脂异常患者的脂代谢调节作用及机制初探"。目前在研的有宁夏高等院校科学研究项目"基于文献整理与实地调研的辟谷养生功法完善及治未病技术规范化研究（NGY2017106）"、宁夏自然科学基金项目"基于肠道菌群调控途径探讨中医辟谷养生技术对代谢综合征人群的干预机制（2019AAC03091）"等，发表相关论文20余篇，在2014中国医学气功学会学术年会、2017年中国中医气功高峰论坛、2019年世界医学气功学会年会做主题发言。由于大众对辟谷技术认识不足，故受试者招募成为课题顺利开展的重点与难点；但由于辟谷技术治未病效果极佳，参与的受试者几乎全部配合完成所有研究工作，极少有受试者脱落情况发生，实验开展得很顺利。随着我们在宁夏医科大学附属回医中医医院银川医院开展辟谷治未病常规治疗项目，相信我们的课题研究会越来越顺利。

近30年来，我国居民的膳食结构发生了明显转变，膳食摄入更倾向于高能量、高脂肪、高蛋白质。然而大量研究表明，膳食与慢性病的关系密切，高血压、高血糖、超重以及高胆固醇都与食物摄入过多有关。目前，以心脑血管疾病为代表的慢性病发病率逐年上升，已成为我国乃至世界重要的公共卫生问题。我国以专科诊疗为主导的卫生服务体系已不能满足慢性病综合防控的需求，为此《中医药发展战略规划纲要（2016—2030年）》《中医药健康服务发展规划（2015—2020年）》都反复强调要不断创新中医药健康服务技术手段。辟谷在防治慢性病中的作用受到越来越多学者的重视，《健康报》《中国中医药报》《检察日报》等媒体均发表文章肯定辟谷在防治慢性病中的价值，并提出规范发展辟谷养生事业，社会辟谷机构也大量兴起。值得注意的是，由于该项工作刚刚起步，市场方面存在诸多不规范现象。据网络搜索，目前国内已有辟谷养生机构20余家，但水平良莠不齐，《新京报》《检察日报》、光明网等诸多报纸、网络对辟谷不规范情况进行了报道，至此社会关注度不断提高，但支持与反对的声音各半，也有学者质疑其科学性和治疗价值。目前，辟谷防治慢性病的理论研究和专著尚属空白，学者和社会对辟谷养生缺乏认知，不能正确认识这一中医传统养生技术在防治慢性病中的价值，这也是造成辟谷市场发展混乱的重要原因。

本书旨在为广大慢性病患者提供科学的辟谷治未病技术指导，使其全面了解中医辟谷技术的理论体系。中医辟谷养生技术是符合国家慢病防治需求的中医药健康服务技术手段，能够为广大慢性病患者提供康复治疗的全新方案，为广大健康的养生爱好者带来重要的养生长寿方法。希望本书的出版能够为正在与身心疾患斗争的千千万万慢性病患者带来福音，正确认识辟谷养生方法，借此早日康复。

辟谷是一项专业性很强的临床实用操作技术，错误的操作不仅起不到治未病的效果，还可能会对消化系统、循环系统、免疫系统等造成危害，存在极大的安全隐患。因此这里特别强调，对于没有进行过辟谷养生实践培训的广大辟谷爱好者，独自辟谷存在极大的危险因素，甚至会出现生命危险，切不可独自操作，一定要选择专业的指导老师及机构，在全部辟谷期间进行全程指导与相关指标检测。另外，辟谷与禁食是完全不同的两个概念，读者绝不可自行禁食。禁食疗法目前虽在一些医院开展，但需要临床住院监测各项指标，不可在家自行进行，请切记！

　　本书编写分工：第一、二、四章由郭建红编写，第三章第一、二节由郭建红编写，第三节由李保有、俞海虹、郭建红编写，第五章由李保有、俞海虹、郭建红编写，第六章由郭建红、燕晓雯编写，第七章由郭建红、燕晓雯整理汇编。感谢各位辟谷亲历者记录下自己的真实辟谷经历，特别感谢山东贺业涛先生对本章编写提供的帮助。全稿由李保有教授审定。

郭建红

2019 年 11 月

目 录

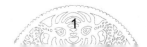

第一章 绪论

辟谷以养生功法练习为前提，通过养生功法练习培育人体内气，内气足则可达到「气足不思食」的特殊身体状态。此时不仅不会出现因限食引起的诸多身体不适，还会感到身轻体健，全身轻松舒适。了解辟谷养生，就要从中医的「气一元论」概念开始，理解辟谷与养生功法以及辟谷与限食的关系，从而理解辟谷的概念及意义。

第一节　辟谷养生概述

一、气一元论思想

气一元论思想是中国传统文化最根本及最重要的思想，是贯穿中国传统学术发展的主要范畴，对中医学的形成和发展产生了深刻的影响，奠定了中医学的物质基础理论。中国传统文化认为，气是构成世界的基本物质，气"在中国古代哲学体系中是本体范畴，同时也被认为是一切变化的动因，所有联系的桥梁，"气"于自然、生命、认知中无所不在。

（一）气、氣、炁

理解气一元论，首先应搞清楚气的概念与意义。《现代汉语词典》将"炁""氣"解释为气，因此现代用气代替"氣"与"炁"，古代三个字读音也都念做"qi"，但细究三字，在古代所指其实不同。关于气的文字记载，最早见于甲骨文。《说文解字·气部》说："气，云气也，象形。"甲骨文中最早出现的这个"气"就是我们现在通常所说的气体之气。气字的写法与"云"的实体形状非常相像（图1-1）。所以最早的气是古人观察到水汽上升聚而为云，气就是物质气态的意思。现代汉语字典将氣解释为气，认为是古文的不同写法，其实两字实有不同。《说文解字·米部》说："氣，馈客刍米也。从米，气声。"如果将氣理解为米，似乎不通，且发音为气。《康熙字典》对氣的解释引用了诸多文献，如《太极图说》记载"二氣交感，化生万物"；《文子·守弱篇》"形者，生之舍也。氣者，生之元也"等。"二氣交感，化生万物"，可见这里的"氣"特指阴阳之氣。"形者，生之舍也，氣者，生之元也"，也可看出这里的氣并非指气体状态，而是指人体的本元物质——元氣。氣为米上之气，这里结合《说文解字》的解释："氣，馈客刍米也。从米，气声"，可以理解为，氣是人吃五谷后，化生而成的人体元氣，氣来源于五谷，也就是馈客刍米。根据中医理论，人体饮食五谷后，经过胃的腐熟，最终由脾运化为人体之氣，因此，脾为人体出生后的后天之本，为人体出生后氣血来源之本。可见，古人将氣特指来源于五谷的人体元氣。《说文解字》中未收录"炁"字。炁的上半部是"无"的古字，下面四点即是"火"字的假借，火是一种能量的象征，代表的有可能是无形而有能量的意思。"炁"字多在道教经典中出现。《关尹子·六匕篇》中解释"以一炁生万物"，由此可见炁与《道德经》中的"道"所指，似有相似之处，"道生一，一生二，二生三，三生万物。万物负阴而抱阳，冲气以为和"。似乎道生之一就为炁。炁在道教中多指元炁，元通原，意为本原之气，就是说万物以炁为源。《道德经》描述"故常无，欲以观其妙；常有，欲以观其徼"。此处常无，似乎指的炁无形无相，常有又似乎指炁是一种能量体，可以通过他的作用体现出来。古代对于"炁"的描述比比皆是。《管子·形势解第六十四》："春者，阳气始上，故万物生。夏者，阳气毕上，故万物长。秋者，阴气始下，故万物收。冬者，阴气毕下，故万物藏。故春夏生长，秋冬收藏，四时之节也。"春夏秋冬的更替，是因为炁的性质发生了变化。《左传·昭公元年》也引用春秋著名医家医和之语解释疾病原理："天有六气，降生五味，发为五色，徵（征）为五声，淫生六疾。六气曰阴、阳、风、雨、晦、明也"。认为正是与天地相通的人体本原之炁的作用，使人能够品尝五味，并表现出五色、五声的不同，疾病也是因为五炁之过造成的。《太玄真一本际经》第三卷有"修习静定，专炁柔软"，可见道家多通过修炼以补足人体先天元炁。这里用来源于水谷的人体之"氣"，表示先天元"氣"，似有不妥，于是道家引用了似有似无的"炁"，来比喻出生之时就有，可以通过修炼来强化的"炁"。

可见在古代，"气"多指气体之气，如呼吸之气；"氣"则特指来源于饮食水谷的人体之"氣"；炁则是指存在于天地之间、六合之内，与人体相通的先天之"炁"。

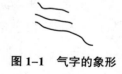

图 1-1 气字的象形

（二）气一元论思想的意义

认识了"氣"与"炁"的概念与意义，则更容易理解气一元论的意义。从以上对气在古代的三种写法"气""氣""炁"的不同意义可以看出，气一元论之气指的并非气体之气，而是指人体从水谷得来的后天之"氣"以及生来就有，与天地相通的先天之"炁"。因此，"氣""炁"是古人通过古代哲学以及修炼认识到的天地之间、人体之内存在着的一种微观物质。它真实存在，却又看不见，摸不着，两者的区别仅仅在于来源不同。因此，《康熙字典》里对炁的解释为"炁，同氣"。"炁"具有阴阳五行属性的不同，古人用金、木、水、火、土五种物质来表征这种阴阳属性的多少。正如经络系统的定义为运行气血的通道，但至今不能被特定仪器所检测。因此气一元论所指之气，是古人认识到的一种特殊能量物质，它存在与天地万物之中，是构成万事万物的本源。如上所说，气是构成世界的基本物质，"气"在中国古代哲学体系中是本体范畴，同时也被认为是一切变化的动因，所有联系的桥梁，"气"于自然、生命、认知中无所不在。气一元论之气在古代用"炁"来指代，并非指物质的气化状态，也就是气体之气。气体之气不应是万事万物的本源，或者是构成世界的基本物质。这个基本物质只能是"炁"，在人体内由于通过由饮食水谷而产生，则可写作氣。炁一元论思想，则说明炁的重要性。炁无处不在，无形无相，存在于天地万物之中，对事物的

5

生长繁盛与衰亡起着至关重要的影响作用。

正如《庄子·知北游》所说："人之生，气之聚也；聚则为生，散则为死。若死生为徒，吾又何患。故万物一也，是其所美者为神奇，其所恶者为臭腐；臭腐复化为神奇，神奇复化为臭腐。故曰，通天下一气耳。圣人故贵一。"此处与"形者，生之舍也，气者，生之元也"所指相通，人的形体千变万化，各有不同，但是都是以"炁"为根基的，炁聚才能成形，炁散则形体失去生机，不再为人。天下万事万物无不如此，炁聚则生气在，炁散则不复生机，万事万物，无论好坏美丑都是由炁构成其生机。故张三丰的《无根树》说："无根树，花正亨，说到无根却有根。三才窍，二五精，天地交时万物生。"此处作者将人比作无根之树，说到无根却有根，这个根就指的人体之"炁"，炁与天地之炁相通，故曰看似无根，却有根。这与《难经·八难》中的思想一致："气者，人之根本也，根绝则茎叶枯矣。"老子在《道德经》中说："万物负阴而抱阳，冲气以为和""天下万物生于有，有生于无"。观老子全书，若将"道"理解为"炁"，则老子讲的就是存在与天地之间，为中国文化核心的"道""炁"对天、地、人及万事万物的影响，因"道""炁"为万事万物之根本，所以《道德经》才会适用于方方面面。

（三）气一元论与中医基础理论

中国文化历史悠久，古人认识到存在于天地之间、六合之内以及万事万物中的"炁"，对其性质进行了深入剖析，用阴阳、五行来归纳其变化属性，并对其运行规律进行了总结。古人化学知识十分有限，远古时代的人类甚至没有化学知识，但是能归纳出药物的寒、热、温、凉之性以及归经，并应用于治疗，且可产生极好的治疗效果。则是根据药物所含"炁"的阴阳五行属性来归纳总结出的。气（氣、炁）一元论是中医学理论的基本概念，几乎所有的中医理论都与其有着密不可分的关系。在人体中，气（氣、炁）是构成人体，并维持生命活动的基本物质，人体气的运动称为气机，升降出入是气在人体运动的基本形式。

首先，阴阳五行是建立于气一元论思想基础之上的概念，正如《四圣心源》中的论述："阴阳未判，一气混茫。气含阴阳，则有清浊，清则浮升，浊则沉降，自然之性也。升则为阳，降则为阴，阴阳异位，两仪分焉。清浊之间，是谓中气，中气者，阴阳升降之枢轴，所谓土也。水、火、金、木，是名四象。四象即阴阳之升降，阴阳即中气之浮沉。"可见阴阳、五行理论是在气一元论基础上发展而来，而中医学其他理论均离不开气、阴阳、五行理论的支持。《灵枢·营卫生会》曰："岐伯答曰：人受气于谷，谷入于胃，以传与肺，五脏六腑，皆以受气，其清者为营，浊者为卫，营在脉中，卫在脉外，营周不休，五十度而复大会，阴阳相贯，如环无端。"可见五脏六腑都需要气的濡养，而联通五脏六腑系统、与周身建立联系的，则是经络系统。经络系统是气血运行的通道，没有"气"的存在，则经络系统就失去了其意义。有学者统计《黄帝内经》中"气"这一词汇出现了3000余次，例如天气、地气、人气、正气、邪气、金石之气、四时之气、元气、脏气、真气、精气、谷气等等。《黄帝内经》认为，"气"不只存在于人体，而是自然界普遍存在的，"天地之间，六合之内，其气九州、九窍、五脏、十二节，皆通乎天气"，而天地之气又与人体有着密切的关系，人体之气与天地之气相通，并受天地之气的影响，"天气通于肺，地气通于嗌，风气通于肝，雷气通于心，谷气通于脾，雨气通于肾。六经为川，肠胃为海，九窍为水注之气"。而人体之"气"又受到人类精神活动的直接影响，精神安定则气血从顺，精神活动过度偏激，则气血受扰。正如《黄帝内经》中描述的"虚邪贼风，避之有时，恬惔虚无，真气从之，精神内守，病安从来"，指出只有内心恬静，精气才能各从其顺，与天地相合，不受个人情志的扰乱。否则，则会出现诸如"怒则气上，喜则气缓，悲则气消，恐则气下，惊则气乱，思则气结"等情志活动对内气的干扰现象。"喜伤心，其气散；怒伤肝，其气出；忧伤肺，其气聚；思伤脾，其气结；悲伤心包，其气急；恐伤肾，其气怯；惊伤胆，其气乱。虽七诊自殊，无逾于气"。可见，七情伤于身体是通过"气"的作用而实现的。现代心理学研究也证明了心理因素对身体健康的影响，但心理因素对健康的影响是通过内气的作用实现的，《黄帝内经》中的这一观点未得到现代科学的认可与深入研究，其根本原因是现代科学并不认可"气"的存在。

（四）古人对中医"气"（炁）概念认识的可能途径

中国古代，尤其是远古时期，科技水平十分有限，人们对"气"这一概念的认识不可能遵循现代科学的途径，古典哲学的逻辑推理是对"气"概念认识的基础之一，但古典哲学只能提出"气"这一概念，基于"气"概念之上的"气"在人体内运行规律，在经络系统中的分布规律，药物四气五味与归经等学说的提出，则不能简单地归结于古典哲学思想的贡献或实践经验总结。中国古代修炼可能是古人对"气"这一概念理解认识的重要途径。中国古代历史悠久，修炼技术也有很多不同称谓，如导引、呼吸吐纳、坐忘、内丹术等，而所有的修炼都与"气"密不可分，如导引术里的导气引行，内丹术中的丹田呼吸以及采气、百日筑基等修炼方法，古代修炼的目的之一就是使人体元气充足，进而"炼精化气，炼气化神，炼神还虚"。可见，古代修炼是补足人体元气的各种修炼方法。中国古代医巫同源，中医来源于古代巫医是不争的事实，中医后来从巫医中分离出来，形成了独立的学科，而巫术则成为迷信的象征，扁鹊也有"信巫不信医者不治"的论述。马王堆出土的《五十二病方》早于《黄帝内经》的成书年代，是中国现今发现最古老的医方。该医书记载了治疗 52 种疾病的283 个医方，除常规药物、砭石、熏灸、按摩等方法外，尚有 39 个医方涉及巫术的治病方法。《黄帝内经》中也记载。可见古代巫医中巫的成分并不完全是迷信的象征，也有其有效的一面。古代医术与巫术起源相同，巫术在历史发展过程中因其神秘不可知的部分，而逐渐被封建迷信所利用，发展成为别有用心的一些人骗人的工具。但是我们对中医理论渊源的探索，不能离开对古代巫术的探索，对古代巫术中科学成分的探索，有可能会揭开中医理论渊源的面纱，而对古代修炼技术的研究，是其中的途径之一。古代巫术有可能是古代修炼者达到一定练功境界后，通过对人体内气与天地自然之气的感应，借助各种方法实现对人体阴阳气血的调节，以达到治疗疾病的目的。李时珍在《奇经八脉考》中提出"内景隧道，唯返观者能照察之"的经典论述。但由于"气"的不可见与不可知，后人认为这是不科学的东西，甚至别有用心的人以巫术之名行封建迷信，使古代巫术逐渐演变为封建迷信活动的代称。用科学的眼光研究古代巫术，就是寻找巫术与医术相通的地方，古代修炼技术研究有可能打开巫术研究的门径，也是对"气"一元论思想研究的有效方法。

（五）对气一元论思想的现代解读

气是运动着的、极精微的物质，气运行于人体，运行于脏腑、经络、九窍、十二节之中。"气"的本质问题不仅是困扰中医学术界的一个重要问题，也是中医科学性不被认可的根本原因。正因为"气"的概念得不到现代科学的解释，才被认为只是一种哲学概念。建立于"气"概念之上的"阴阳五行"学说也被认为仅仅是一种哲学思想。"气"

是否具有物质实质属性，现代微观物理学的研究带给我们探寻"气"实质性的又一途径。对"气"概念的理解，可以借助现代微观物理学的理论与方法。对理论陈述进行实证检验，仍是微观物理学以及其他物理学领域至关重要的最终目标。著名的理论物理学家、量子力学的主要奠基人之一 W·海森伯（W·heisenberg）说过："物理学的历史并不只是一系列实验上的发现和观察以及随之而来的对它们的数学描述，它同时也是概念的历史。为了理解现象，首要的条件是引入合适的概念。只有借助于正确的概念，我们才能够真正知道我们所要观察到的是什么。"现代物理学正是在对宏观世界已知概念不断否定的基础上，提出研究假设，并不断通过数学、物理学公式推理提出新的假说，再通过实验学的方法证实假说。现代量子场理论认为，经典场经过量子化成为多粒子体系，这就是场在量子化后呈现的明显的粒子性，这粒子叫作场量子，光子是电磁场的场量子，电子是电子场的场量子，介子是介子场的场量子。这样实物粒子和场（光、辐射）这两种物质形态在量子场的概念下就统一了起来，波粒二象性是物质在微观领域的根本特性，在量子场论中就可以得到解释。量子场论反映了量子现象与经典极限间的联系，表达了微观运动与统计规律之间的关系。使用现代微观物理学的理论，可以将"气"看作一种场量子，而人体存在于由这种场量子形成的能量场。这种能量场由于"气"这种场量子的阴阳不同属性，而有阴阳、五行属性的不同，对人体能量场阴阳平衡进行调节，就可以直接治疗疾病。因此，通过对"气"及"气"构成的人体场的研究，可能是中医理论科学性研究的途径。

二、辟谷与限食

限食是在一定时间内限制饮食热量的摄入，或者完全断绝饮食。辟谷，字面意思就是避免五谷杂粮的摄入。字面意思似乎与限食意思相同，但是辟谷与限食却是完全不同的两个概念。也可以说，辟谷是一种特殊的限食方式，但是绝对不能将辟谷与限食等同。许多人不理解辟谷的含义，根本原因还在于对气一元论的思想理解得不够深入。上已述及，气一元论之气在古代写作"炁"，并不是气体之气，而是中国传统文化里的"炁"，存在于天地万物之间，并与人体相通，万物充之以炁而有生机，人饮食水谷而化作为氣，此氣与炁相似，仅为来源不同而已，因此《康熙字典》对炁的解释后注明，炁同氣。

（一）正常情况下人体能量来源

人体获得能量的方式是物质的氧化分解，人体的三大能量物质为糖、脂肪、蛋白质。一般情况下，人体所需能量的 50% ~ 70% 来自糖的氧化分解。1mol 葡萄糖完全氧化为二氧化碳和水，可释放 2840kJ（679kcal）的能量。其中 34% 可转化为 ATP 的化学能，以供机体生理活动所需，另一部分能量则以热能形式释放，用于维持体温。脂肪作为储存能量的主要形式，主要分布在脂肪组织中，经氧化为机体供能。一旦糖缺乏，机体的脂肪动员就会加快，储存在脂肪细胞中的脂肪，被脂肪酶逐步水解成游离脂肪酸和甘油并释放入血，通过血液运输至其他组织，并被氧化利用。体内蛋白质降解成氨基酸后，经脱氨基作用产生的碳链可直接或间接进入三羧酸循环而氧化分解供能。每克蛋白质在体内氧化分解可产生 17.19kJ（4.1kcal）的能量。一般来说，成人每日约 18% 的能量来自蛋白质的分解代谢，但可由糖和脂肪代替。因此，供能是蛋白质的次要生理功能。

（二）限食情况下的人体能量来源

人体在多日限食状态下，体内储存的糖原基本耗尽，肌肉蛋白存储量进一步减少，体内能源物质的代谢发生明显变化。有学者估算，在完全断食两周后，功能所利用的能量 90% 左右来自于脂肪。但若长期断食，饥饿发展到最后，待机体储存脂肪耗尽时又需要动用大量蛋白质，长期的净负氮平衡使体内蛋白质丢失 1/3 ~ 1/2 时，则不可避免地导致死亡。因此，限食尤其是完全断食的情况下，人体出现不适甚至危险的主要原因在于机体能量供应不足，储能物质能量供给有限。

（三）后天饮食之氣

中国文化中的"炁"，来源于后天饮食者，叫作"氣"，在人体内具有重要的功能。正如《素问·五脏别论》中说："饮入于胃，游溢精气，上输于脾，脾气散精，上归于肺，通调水道，下输膀胱，水精四布，五经并行，合于四时五脏阴阳，揆度以为常也。"脾脏系统将其运化的水谷精微，向上转输至心、肺、头目，通过心肺的作用化生气血，以营养全身。按照古人的总结发现，人体之氣为人体后天之本，来源于饮食，与现代科学相对应，氣应包含从后天饮食获得的能量。因此，饮食能量就是古人讲的氣所指，对于正常人体来说，只有脾胃功能良好，正常饮食，后天之氣血来源才会充足，人体才会氣血充盈，丹田、经络之"炁"才会得到及时补充，人体才会有精力，完成正常生理功能。

（四）人体元炁

《周易大传·系辞》指出："形而上者谓之道，形而下者谓之器。"宋·张载对此注释为"形而上者是指无形体者，形而下者是指有形体者"，并认为气是构成宇宙万物的最基本物质。人体所有有形之物则可以称为承载之"器"，而无形之物则可称之为"道"，这里道类似于"炁"，是古人对于人体能量系统的认识。古人不仅提出人体存在"炁"这一特殊能量物质，还指出"炁"在人体内的分布规律，经络是人体运行"炁"的通道，经络系统的分布规律，也就是人体能量"炁"的分布规律。"炁"在人体无处不在，又有阴阳五行属性的不同，运行在周身，以脏腑为不同属性之"炁"分布的大本营（经络与脏腑之所属络关系）。经络系统具有"运行气血，营养全身"的作用，气运则血行，血行通畅才能营养周身，同时经络系统是"炁"运行的路线，为全身所有组织器官直接供能，起到保持各部体温，提供所有系统运行、反应发生所需的能量。人体"炁"这一能量系统在人体活动中被消耗，同时也需要被补充，补充的最常规来源则是后天饮食之氣。人体每天摄入的食物除生成转化为各类营养物质外，还被转化为能量物质储存，并直接释放每日所需能量。这些能量就是后天之氣，在经络系统中运行，并通过经络系统，输送到组织器官细胞。

（五）辟谷与限食区别

一般情况下，当人体断绝饮食后，就只能依靠体内储存的能量物质供能，一旦体内储存的能量物质消耗殆尽，人体元炁系统（能量系统）也就失去了后天来源。此时人体元炁并不会枯竭，正如《黄帝内经》所说："天地之间，六合之内，其气九州，九窍、五脏、十二节，皆通乎天气。"人体元炁与天地之炁相通，所以人体元炁不会枯竭，但此能量来源系统十分有限，远小于能量消耗，人体能量供给不足，此时体内因缺少能量许多化学反应不能发生，许多组织器官细胞的常规运行也会发生障碍，人体就会出现各种不舒适信号，甚至出现生命危险。这是普通限食情况下的能量代谢。

辟谷则不同，辟谷期间，人体饮食能量来源同样减少或断绝，但辟谷的前提条件是"气足不思食"。由于通过养生功法练习补足了先天元炁，人体对后天饮食之氣的需求已经极大减少，这时虽减少或断绝了饮食之氣，但人体在元炁充足的前提条件下，能量来源仍然是充足的，身体各项功能运动及反应均可正常进行。因此，辟谷是在元炁充足的情况下，机体自然发生的饮食减少的情况，不会出现身体不适，且辟谷期间身体精力充沛。

三、辟谷与养生功法练习

中国中医药出版社出版的《中医气功学》对养生功法的定义为："气功是调身、调息、调心三调合一的身心锻炼技能。"此定义仅描述了养生功法的操作方式，是调节身、心、息的一种身心锻炼技能，实际就是放松身心的方法，对其目的没有描述。养生功法练习的根本目的不仅使人体身心放松，并在此基础上能补足人体元炁。正如《素问·上古天真论》说的："恬惔虚无，真气从之，精神内守，病安从来。"恬惔虚无，精神内守都是描述心灵的安静放松。心松，身体就会放松，此时人体就会真气充足，就不会生病。养生功法练习的是放松身心，以产生松则通之目的。经常进行养生功法练习，能够达到高度放松入静的状态，使人体气足而神定。葛洪在《抱朴子内篇·释滞》中说："故行气或可以治百病，……其大要者，胎息而已。"胎息是古代养生功法的另一种表述，葛洪所指，即是通过功法练习，使人体气足通畅，从而治疗百病。《入药镜》中云："先天气，后天气，得之者，常似醉。"常似醉，是形象比喻养生功法练习入静后混混沌沌的状态，只有在这种高度入静的状态下，人体元气才能充足，进而使经络之炁充足，能量储备充足。

辟谷与限食的区别就在于人体元炁的补充。辟谷期间，通过养生功法练习补足人体元炁，弥补后天饮食之氣的不足，因此养生功法练习是辟谷的前提与必要条件。辟谷期间，对养生功法练习的质与量都有很高的要求。若养生功法质量不高，或量不够，都会因元炁（能量）补充不足而出现身体的诸多不适。辟谷期间，由于后天饮食之氣减少或断绝，代之以养生功法练习补足的元炁，因此身体会处于能量交替时的诸多不适，此时需要专业人士的鉴别与指导。很多人在没有专业人士指导下独自辟谷，限食期间也进行大量养生功法练习，但练习的质量达不到，此时身体也会出现不适，但这种不适可能是由于能量缺乏引起的，而不是能量补给方式的改变而引起的，此时若强行坚持，则存在很大的危险。因此，辟谷是一项专业性很强的养生行为，没有辟谷经验的个人严禁独自进行，即使有养生功法练习经验者，初次辟谷也必须要有专业人士指导。

四、辟谷含义解读

辟谷是在养生功法练习培育人体元气的基础上，达到"气足不思食"的状态，从而在一定时间内减少或断绝饮食，改善身体整体健康水平，并治疗疾病的方法。

辟谷的方法是通过养生功法的练习补足元炁，目的是减少饮食并不产生明显饥饿感和机体能量缺乏，由此产生提高机体整体健康水平以及对疾病的治疗作用。辟谷组成要素包括养生功法练习与限食，二者有机结合，相辅相成，共同构成了辟谷的奇妙效果。虽然养生功法和限食单独应用均具有极好的养生治疗效果，但将二者组合起来，效果却奇妙的成倍增加。究其原因，二者的结合既可起到相互弥补两者缺点的作用，又可相互促进两者的养生治疗作用。辟谷虽在字面意思上与限食有着相似之处，但二者却有着根本的区别，其产生的效果也截然不同。有人提出可以用药物及其他方法代替养生功法的练习，补足人体元炁，这在理论上是行不通的。辟谷期间的养生功法练习质量要求非常高，其补足人体元炁的效果非一般外治、内服方法可比。

第二节　辟谷现代研究

《2018 世界卫生统计报告》指出，2016 年全球约 4100 万人死于慢性病，特别是心血管疾病、癌症、慢性呼吸系统疾病和糖尿病，约占死亡总人数（5700 万）的 71.93%，位居死因构成比首位。随着我国经济的发展和卫生服务水平的不断提高，人口老龄化进程日益加快，慢性病患病情况日趋严重，对居民的生活质量和身体健康产生巨大影响。我国慢性病死亡人数已占全国死亡总人数的 86.6%，其疾病负担约占我国疾病总负担的 70%，慢性病防治工作面临严峻挑战。《中国防治慢性病中长期规划（2017—2025 年）》确立了我国慢性病防治原则，在落实"健康中国"战略过程中，当务之急是整合社会各界资源，打好慢性病防治的阻击战。据统计，我国 60 岁以上（包括 60 岁）居民中超过 75% 的人患有 1 种以上慢性病，是导致我国老年人群疾病负担的主要原因，成为严重危害公众健康的公共卫生问题，所以开展慢性病防控工作刻不容缓。对于慢病防控，国家实施"战略前移，重心下移"策略，从疾病发生的上游入手，对疾病发生的危险因素实行有效控制与管理，从以治疗为中心转向以预防为中心。同时将卫生防病重点放在社区、农村和家庭。医防两手抓、医防整合是有效防控慢性病的必然选择。辟谷养生技术可通过自我锻炼达到改善人体整体功能状态的目的，十分契合于治未病"未病先防，既病早治，已病防变"的理念。开展辟谷养生治未病技术体系研究，是对中医药健康服务技术手段的创新研究，符合当前国家重大公共卫生服务需求，具有重要的理论和社会价值。

我们在知网数据库，以辟谷为主题进行搜索，对辟谷相关文献进行回顾与整理，梳理出辟谷现代研究的脉络。早在 1975 年，汉中地区文化馆陈显远就对张良弃官辟谷之史实进行考证，认为张良弃官辟谷确为身体不适，并非"明哲保身"。1985 年，全新民对张良辟谷史实再次进行考证，认为确有此事。1987 年黑龙江中医学院（现黑龙江中医药大学）何爱华、山西省人民医院王志义、辽宁省中医研究院于永敏等对孙思邈养生思想及其著作中对辟谷的记载进行了分析，认为孙思邈擅长导引养生，对辟谷术亦有研究，并对其著作中辟谷记载进行了梳理。1988 年传艻对道教辟谷养生术进行文献考证与论述。1990 年浙江中医学院（现浙江中医药大学）楼锦新采集了一位 21 天辟谷者辟谷期间的血液生化指标，发现受试者辟谷前和辟谷后 10 天的白蛋白含量分别在 4.99g/dL、5.49g/dL，仍在较高水平上；而辟谷期间的淀粉酶始终是低水平（24lU/L），仅为辟谷前（451U/L）和辟谷后（521U/L）的近一半；血脂随辟谷时间延长不断下降，特别是甘油三酯到辟谷后第 21 天低于正常水平；血液中 β－羟丁酸也保持在低水平，到辟谷结束后才上升；辟谷第 10 天血清谷草转氨酶（GOT）、谷丙转氨酶（GPT）均超出正常水平，至 21 天恢复正常；其他指标在辟谷期间都在正常范围。结果表明，该辟谷者辟谷 21 天，对其健康无损害，且有降血脂作用。该作者在杭州市组织 13 位学员集体辟谷 3 天，每天只吃少许蜂蜜、水果，并进行爬山、练功、散步等活动，结果显示，虽然辟谷者的运动量比平时大，但他们并不感到饥饿、乏力，并集体在辟谷第 3 天上午登上杭州北高峰。同年，安徽师范大学物理系的张立鸿对古代辟谷、断食术进行了论述。1991 年，史平伦在《医学文选》1991 年第 5 期杂志发表文章，对两位道家辟谷者进行了报道。同年，云南中医学院（现云南中医药大学）吴家骏在《云南中医学院学报》1991

年第 7 期发表文章，对《中黄篇》中有关辟谷、服气、存想的内容进行梳理，对《中黄篇》中描述辟谷服气的锻炼方法及锻炼中出现各种情况的对策、注意事项等进行了讨论，认为《中黄篇》是研究辟谷服气养生法的重要文献。1992 年原军事医学科学院附属医院刘广贤等对两例自愿饥饿受试者的甲状腺激素水平进行检测，发现限食者限食期间出现正常甲状腺性病态综合征（低 T3 综合征），认为这是降低消耗期间的一种机体自我保护作用。这篇文章题目为"两例辟谷（自愿饥饿）者甲状腺激素水平变化的观察"，可见此期学者对辟谷与限食不能正确区分，对限食研究往往标以辟谷之名。1993 年康瑾颜在 1993 年第 5 期《辽宁体育》杂志发表文章，声称一尼姑释宏青长期辟谷，并提到江西省宁都县副主任医师康承延对其进行了两次共 14 天的严格科学考察，并制作了"释宏青辟谷现象研究专题片"。此后，辟谷研究文章逐渐增多，1994 ~ 2019 年，以辟谷为篇名主题词，在知网上可搜索到 144 篇文献。且 2016 ~ 2019 年间，以辟谷为篇名主题词的文献均在十篇以上。除近几年研究文章科学性水平逐渐提高外，前期文献虽数量较多，许多文章科学性不足，严格设计的研究性文章更少，或者将辟谷与限食概念混淆，以辟谷为标题，研究限食对各类疾病的治疗机制。北京中医药大学养生学研究所所长刘长喜、北京联合大学刘峰等人对辟谷概念及内涵进行了文献考证，天津中医药大学中医学院李德杏对道家医学辟谷养生技术的定义、分类及辟谷理论依据进行了理论论述。成都中医药大学张勤修结合多年临床经验对辟谷技术及其应用注意事项进行了理论阐述，原中国社会科学院研究员胡孚琛依据对道家医学理论的深入研究并结合自身辟谷体验，对辟谷的道家医学起源，辟谷的机理及功效等进行了详细的论述。柴玉对弘一法师 21 天辟谷日记进行整理与养生价值分析。成都中医药大学临床医学院刘晓瑞、自贡市第一人民医院王岗等从理论上阐释了辟谷对糖尿病防治的机理机制，认为辟谷功法练习可补足人体元气，改善糖尿病患者气虚的病因，同时气运血行，能使气机调畅，改善糖尿病并发症气滞血瘀之病因，同时辟谷过程也可起到消脂与祛除积热的作用。配合辟谷方药还可加强益气生津、活血祛瘀的作用。北京中医药大学第三附属医院内分泌科王芬从理论上论述了辟谷与人体气机运动的关系，认为辟谷疗法充养人体元气、健运脾肾之气、调整气机升降运动以达到轻身健体、延年益寿的效果。这正好与现代医学防治胰岛素抵抗要求限制饮食、减轻体重、改变饮食结构有异曲同工之妙。四川护理职业学院黄彬洋等通过文献研究总结了辟谷的类型与方法，并从"辟谷－服药－服气"角度论述了脊髓损伤及其并发症的辟谷治疗机理。认为辟谷不仅可以抑制炎性反应，控制感染，也有神经保护作用，促进神经重建、肢体恢复，其对脊髓损伤及其并发症有良好的调控作用。2017 年 6 月首届国际辟谷养生学术研讨会在北京中医药大学召开，北京中医药大学校长徐安龙、中医学院养身学研究所所长刘长喜等诸多国内外著名专家学者参加了本次学术研讨会并做了大会发言，学者一致高度评价了辟谷的治未病价值。

实践研究方面，湖南中医药高等专科学校旷秋和采用辟谷疗法治疗慢性胃炎 28 例，辟谷期间辟谷者精神状态良好，无头晕乏力等现象，总有效率为 96.4%，长期疗效显著，可以有效防止复发。李保有医师在江苏镇江、河北北戴河等地带领多人进行了多期辟谷养生实践活动，其辟谷实践证明辟谷养生术对多种疾病确有很好的治疗康复作用。江西中医药大学章文春等对 4 名辟谷受试者在指定空间、全天 24 小时监控下，检测其血常规、肝肾功能、体重、血压、血糖、体温、脉率、血氧饱和度等生理生化指标。其中两名受试者不饮不食，另外两名但饮不食。4 名受试者练功质量、精神状态均良好，2 人但饮不食辟谷各 21 天，1 人不饮不食辟谷 9 天，1 人辟谷 11 天（第 1 ~ 7 天不饮不食）。4 人辟谷期间各项指标未见明显异常。

总体来说，现代对于辟谷理论研究较多，文献考证了辟谷的真实性，学者对辟谷养生价值均给予了高度评价。但实践研究性论文较少，研究辟谷对各类疾病治疗作用的临床文章更少，多为一般人群辟谷期间生理生化指标检测。辟谷技术尚未进入大规模的临床应用，目前处于探索与初步实践研究阶段。

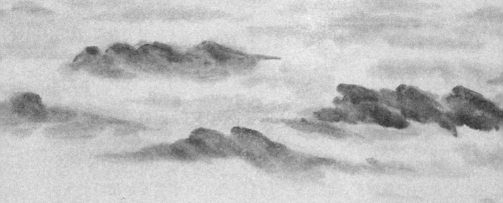

第二章

辟谷溯源

辟谷在中国有悠久的历史，《列子·黄帝》记载："山上有神人焉，吸风饮露，不食五谷。"辟谷事例还大量记载于历代史书，《史记·留侯世家》记载："（张良）愿弃人间事，欲从赤松子游耳。乃学辟谷，道引轻身。"辟谷最初为道家专用术语，是道家对在修炼过程中出现的饮食减少，甚至一定时间内断绝食物现象的称谓，辟谷技术一代代传承于道家修炼者中。由于辟谷的养生价值突出，辟谷的养生应用受到了历代医家的高度重视与应用。

第一节　道家医学文献记载

　　辟谷一词最初来源于道家修炼技术，因此道家对辟谷的记载较多，但道家不同于道教，道家主要是指以老子、庄子思想为代表的中国古典哲学思想以及在这种思想指导下的道家养生技术。而道教则属于在道家思想的基础上形成的教派，在其流传过程中必然会出现对道家思想的不同认识及不同的分支，或远离原本的老子、庄子思想。因此这里仅仅梳理现代学者，尤其是现代医学工作者对道家文献中辟谷内容的整理与分析，属于道家医学文献中辟谷记载的整理，而未涉猎道教内容。古代对于辟谷修炼方法的文献记载较少，且多描述模糊，语言表述晦涩难懂，其目的可能是由于辟谷技术操作不当存在一定的危险性，需师徒面传的方式才能避免其危险因素。另外也可能因为道家认为辟谷技术不需刻意追求，是道家修炼的一个自然阶段，因此并不需要文字表述其方法。现代学者已梳理出古代道家医学辟谷技术的发展脉络。天津中医药大学李德杏、中国社会科学院胡孚琛、厦门大学哲学系黄永锋、四川大学道教与宗教文化研究所研究生孙禄、原上海师范大学硕士研究生王肇锶、襄樊职业技术学院医学院温茂兴、原山东大学中国古代史专业硕士研究生赵敏等在其相关研究文献中对道家辟谷术均有考证与分析。

　　道家辟谷养生术在汉末道家文献中就有记载。例如，汉末的《太平经》对辟谷养生术有大量描述："比欲不食，先以导命之方居前，因以留气，服气药之后，三日小饥，七日微饥，十日之外，为小成无惑矣。"这与我们实践辟谷过程中的感受是一致的——辟谷前三日，不适感强一些，三日之后七日之前，不适感很轻微，七日之后身体会感觉极度轻松。两晋南北朝时期，论述辟谷养生的文献增多，以陶弘景、葛洪为主的道家医学代表人物亲身实践，并在其著作中大量提及辟谷操作及功效。例如陶弘景在《养性延命录》中引《孔子家语》中的论述："不食者不死而神，直任喘息而无思虑"，不死之说虽然只是古人对于长寿的一种夸张说法，但也说明古代医家对于辟谷养生价值的推崇程度。葛洪在《抱朴子内篇》中就提出了服气辟谷之法："或食十二时气，从夜半始，从九九至八八七七六六五五而止……常向辰地而吞气。"文中对于辟谷之法描述模糊，但体现了服气辟谷的思想。《三洞道士居山修炼科》是两晋南北朝时期描述辟谷及记载具体方法较多的文献。例如"便以鼻纳生气，以口出死气，初从三纳一吐之……若能满千二百，久久便闭，不息益善""陆续从关口而下入。径之太仓，开穿宫府，通利肢节，气满充实，不饥不渴，调停五脏"等。文中尚有关于服石辟谷的内容，例如神仙服食丹砂长生方等，此方主药为丹砂，应为道家服食外丹辟谷的方法，道家外丹术已被证明对人体有诸多害处，应引起辟谷研究者的注意。对于辟谷作用，道家也提出"除三虫"。"三虫"与现代的人体菌群有一定关联性。现代研究表明，辟谷可调节人体肠道菌群，改变人体肠道菌群的组成，应与道家讲的辟谷"除三虫"作用有关联。唐宋时期，辟谷术进一步发展成熟。唐朝时期《幻真先生服内元气诀》《太上去三尸九虫保生经》《元阳子金液集》等著作均记载较多辟谷内容。例如《元阳子金液集》中描述："夫修大丹，志意岩谷，休粮停厨，昼夜精心专思，漏刻抽喊无差，不辞得失，希望丹成。"指出"休粮停厨"是修习道家内丹的一个途径，也说明辟谷术是道家修习的一个阶段。《幻真先生服内元气诀》中说："凡欲休粮，但依前勤修，三年之后，正气流通，髓实骨满，百神守位，三尸遁逃。如此渐不欲闻五味之气，常思不食，欲绝则绝，不为难也。但觉腹空，即须咽气，无问早晚，何论限约，久久自知节候。"指出辟谷是在道家养生功法修习过程中自然出现的不欲饮食的现象，并可出现感受天地之气变化"自知节候"的身体反应。宋朝后提及辟谷的道家著作也较多。《道枢》中有："故大丹之源……先去有为之心，修无为之体，更能辟谷调气，收视返听，即羽化可致矣。"指出辟谷是道家养生修习的成果。《金液还丹印证图》中说："清肠辟谷，厌市离尘，远采五芝，迩思三田。"指出辟谷可使人的心灵得到净化，但厌世离尘的说法为部分修习者消极避世的思想，不值得提倡。此期也有不认可辟谷的道家修习者，例如《玉溪子丹经指要》指出："辟谷不是道，饥馁伤肠胃……绝粒徒教肠胃空。"《析疑指迷论》曰："休粮而辟谷者，服饵而延形者，神向之所谓法有多门，而不能尽述也。略言数端，皆是小乘之邪法也。於戏，多迷于傍门，而不能悟其真道矣。所以学道者如牛毛，而了道者若麟角也。"

第二节　中医文献记载

辟谷最初为道家术语，是道家修炼的一种方法，但是由于其养生长寿以及对各类慢性病治疗价值突出，为历代名医家所重视。突出代表为孙思邈、陶弘景、葛洪等人，孙思邈在《千金翼方·卷十三》中专论辟谷，收集辟谷方54首；陶弘景著有《断谷秘方》《服气导引》各一卷，内有较多辟谷养生内容，但可惜这两本书均已散失。《南史·隐逸传》中记载"（陶弘景）善辟谷导引之法，自隐处四十许年，年逾八十而有壮容"。《中华医典》是对中医古籍进行全面系统整理而制成的大型电子丛书。第五版的《中华医典》收录了中国历代医学古籍1156部，卷帙上万，共4亿多字，汇集了新中国成立前的历代主要中医著作，大致涵盖了至民国为止的中国医学文化建设的主要成就，是至今为止规模最为宏大的中医类电子丛书。我们以《中华医典》（第五版）电子版为资源，梳理辟谷在中医学术中的应用历史，为辟谷现代临床应用提供借鉴。辟谷中医文献中，有些为药物功效，有些收录辟谷药方，也有对于服气辟谷及其作用的描述。在大量古籍医史文献中，对辟谷的记载均肯定了其养生价值，对其具体方法描述甚少，或描述很不详细，大部分只提及其养生长寿价值，而未述及具体方法。

一、中药功效

（一）唐朝以前本草

唐朝以前本草医书《名医别录》《本草经集注》《新修本草》《海药本草》《食疗本草》均收录具有辟谷功效的药物。《名医别录》收载药物中，合玉石、松根白皮具有辟谷功效。合玉石药物下记载："味甘，无毒。主益气，消渴，轻身，辟谷。生常山中丘，如鹿肪。"松药物下记载："根白皮，主辟谷，不饥。"《本草经集注》收录药物中，松根白皮、旋花根、合玉石均具有辟谷功效。旋花药物下记载其根"味辛，主腹中寒热邪气，利小便。久服不饥，轻身。……东人呼为山姜，南人呼为美草，根似杜若，亦似高良姜。腹中冷痛，煮服甚效；作丸散服之，辟谷止饥。近有人从南还，遂用此术与人断谷，皆得半年百日不饥不瘦，但志浅嗜深，不能久服尔"。《新修本草》中具有辟谷功效的药物与《本草经集注》中完全相同，应为抄录《本草经集注》或更早医书上的记载。《海药本草》中乳头香、桄榔子木皮内面具有辟谷功效，均为摘录古医书之内容。具文中提及"乳头香，谨按《广志》云：生南海，是波斯松树脂也，紫赤如樱桃者为上。仙方多用辟谷，兼疗耳聋，中风口噤不语，善治妇人血气""桄榔子，谨按《岭表录》云：生广南山谷，树身皮叶与蕃枣槟榔等小异，然叶下有发，如粗马尾，广人用织巾子，木皮内有面，食之，极有补益虚羸乏损，腰脚无力。久服轻身，辟谷。"《食疗本草》记录青粱米具有辟谷功效，"谨按：《灵宝五符经》中，白鲜米九蒸九曝，作辟谷粮。此文用青粱米，未见有别出处。其米微寒，常作饭食之。涩于黄，如白米，体性相似。"

（二）宋、元朝本草

宋、元朝本草中，《本草图经》中记载芜菁、油麻、生大豆均具有辟谷功效。"芜菁，其实夏秋熟时采之。仙方亦单服。用水煮三过，令苦味尽，曝干，捣筛，水服二钱匕，日三。久增服，可以辟谷"；"油麻，久食消人肌肉。生则寒，炒熟则热，仙方蒸以辟谷"；"生大豆，仙方修制黄末，可以辟谷，度饥岁，然多食令人体重，久则如故矣。"《证类本草》中收录旋花根、松根白皮、乳香（海药云：乳头香）、桄榔子、白油麻（图经曰：油麻）、生大豆、芜菁（芦菔）、合玉石、青粱米等均具有辟谷功效。《珍珠囊补遗药性赋》《增广和剂局方药性总论》亦收录松根白皮等药物，具有辟谷功效。

（三）明朝本草

明朝本草中，《神农本草经疏》《滇南本草》《本草品汇精要》《本草蒙筌》《本草纲目》《本草乘雅半偈》《本草征要》《本草易读》《雷公炮制药性解》《本草通玄》《本草汇言》等诸多本草医书均收载药物具有辟谷功效。《神农本草经疏》中除生大豆外，尚收录菖蒲（其曰补五脏延年者，单指岩栖修炼之士，辟谷服饵之用）、天门冬（要之道书所录，皆指遗世独立，辟谷服饵之流者设，非谓恒人亦可望此也）、茯苓、大枣（久服轻身长年，不饥神仙也。然亦指辟谷修炼者言之，非恒人所能耳）等药物具有辟谷功效。《滇南本草》收录鹿竹（黄精）、粟米、金缠菜根（九蒸九晒熬成膏。味酸，无毒。能辟谷，久服令人面容肥白，能补肾添精，大补元气，稳齿乌须，延年益寿）具有辟谷功效。《本草纲目》除包括青玉（合玉石）、山姜（旋花根）、天门冬、白油麻、大豆、松根白皮、薰陆香（乳香）、茯苓、粳（青粱米）外，尚收录松脂、松叶、白茅根、生地黄、鬼臼（《本经》下品）【校正】并入《图经》琼田草）、猩猩肉、术（服之令人长生辟谷，致神仙，故有山精、仙术之号）等均具有辟谷功效。《雷公炮制药性解》收录松脂、松节、胡麻子具有辟谷功效。余书收录辟谷药物皆为前书提及药物。

（四）清朝本草

清朝本草除《本草崇原》中收录蚤休（一名河车，服食此草，又能辟谷，为修炼元真、胎息长生之药），《本草便读》收录榆白皮具有辟谷功效未见前书记录外，《本草备要》收录胡麻，《本草逢源》收录天门冬、松脂，《本草从新》收录胡麻，《本草崇原》收录松脂，《本草求真》收录生地黄，《本草述钩元》收录松脂，《药论》收录胡麻，《本草便读》收录黄精、松节，《神农本草经赞》收录鬼臼等药物辟谷功效均为前代本草医书提及。

二、辟谷方药

（一）唐朝时期

《千金翼方》是《备急千金要方》的续编，全书共三十卷。卷十三辟谷篇共分为六节。"服茯苓第一"记载辟谷方六首，均以茯苓为主药，单药使用或配伍使用。"服松柏脂第二"记载方二十首、论一首，以松脂、柏脂单药成方者，因炮制方法不同，各自为独立方，复方中配伍松实、柏实、菊花、桑寄生、羊脂、白蜡、白蜜、茯苓粉等。"服松柏实第三"则以松实柏实、松叶、柏叶为主药，单方或复方均有，记载辟谷方十九首。"酒膏散第四"记载辟谷方六首、论一首，方药分别为仙方凝灵膏、初精散方、白术酒方、枸杞酒方、灵飞散方。"服云母第五"记载方三首、论一首，其中云母粉单方两首、复方一首。"服水第六"记载论一首、法七首，并无药物，提出服水辟谷方法。文中提及辟谷有除百病、轻身、延年、益寿等作用。

（二）宋、元时期

1.《太平圣惠方》

《太平圣惠方·卷第九十四·神仙方》记录神仙服胡麻法与神仙绝谷法。神仙服胡麻法下收录胡麻九蒸九曝单方，并言其长期服用可以"渐自不饥，除愈百病，长年不老，便欲辟谷亦得，勤而服之，成真人矣"。神仙绝谷法下收录各类辟谷方剂共十四首，并以神仙辟谷驻颜方、真人绝粒长生方等命名，用以比喻辟谷养生长寿效果显著。

2.《圣济总录》

《圣济总录·卷第一百九十八·神仙服饵门》，该卷下"神仙统论""神仙草木药上""神仙辟谷"三部分均论及辟谷或收录辟谷方。"神仙草木药上"收录炼松脂方、绝谷升仙不食方、炼茯苓方等方剂共三十九首，大都有辟谷功效记录。"神仙辟谷"部分亦收录辟谷延年天门冬丸方、辟谷驻颜秘妙方、辟谷黄精地黄丸方等辟谷方十九首。

3. 其他医书

《儒门事亲·十五卷·辟谷绝食》专列辟谷医方三首。首方名为辟谷方，指出服后颜色日增、气力加倍。并记录复谷方法，"若待吃食时分，用葵菜子三合为末，煎汤放冷服之。取其药如后，初间吃三、五日，白米稀粥汤，少少吃之，三日后，诸般食饮无避忌。此药大忌欲事"。第二方为茯苓饼子辟谷方，亦记录复食方法。第三方名为保命丹。

《杨氏家藏方·卷二十·杂方五十八首》"立应散"部分记录辟谷方一首，以大豆与麻仁加工炮制而成。《活人事证方后集·服饵门》收录生大豆末在"仙方修制"中用于辟谷。《叶氏录验方·杂病》收录由大麻子、大黑豆组方炮制而成的无忘在陈丹，言其令人不饥耐老，轻身肥健，久服则可以辟谷。还收录神圣休粮药方，称服食之后则可长时不饥。另外《医心方》《养生类纂》《医说》均收录具有辟谷功效的方剂。

（三）明朝时期

1.《普济方》

《普济方·卷二百六十四·服饵门·神仙辟谷》专论辟谷原理及收录多首辟谷方。文中指出："人以胃气为本。水谷所以致养，山林之士，乃有休粮辟谷者，其说悉本神农之书。究其性味。非养气而轻身，则必坚重而却老"。文中引用《圣济总录》辟谷方7首；引用《危氏方》辟谷凝灵膏1首，引用《圣惠方》辟谷方16首；引用《儒门事亲》辟谷方3首；引用《肘后方》辟谷方5首；引用《卫生家宝方》防饥备急固胃神方1首；引用《余居士选奇方》辟谷方两首；引用《圣便良方》神仙辟谷法1首；引用《十便良方》谷子煎法辟谷方1首；引用《本草方》辟谷方20首，另载有无出处辟谷方12首。共计引用医书10部，收录辟谷方69首。文中提及辟谷方具有补气血、轻身、延年、抗寒、耐暑、增力、美颜等功效。

2.《本草单方》

《本草单方·卷十九·服食》收录琼玉膏1首，为作者收录当时"铁瓮城申先生方"。方以生地黄汁、人参末、白茯苓末、白沙蜜混合封存加工而成，并言其"常服开心益智，发白返黑，齿落更生，辟谷延年，治痈疽痨瘵，咳嗽吐血等症"；卷十九下救荒部分收录"济饥辟谷仙方"1首，未注出处，用大豆、大麻子两味炮制加工而成；收录摘自《肘后方》的"荒年代粮方""荒年辟谷方""山中辟谷方"

各 1 首，分别以糯米、粳米、白茅根单药炮制加工而成；另收录摘自《救荒本草》"断谷不饥方" 1 首，方下只收载"榆皮、檀皮，为末，日服数合"几个字的描述。

3. 其他

《寿世保元·卷十·救荒辟谷》收录了辟谷仙方、救荒代粮丸、防俭饼、辟谷散、长生不老辟谷丹、养元辟谷丹等辟谷方共 7 首，辟谷散下收录附方 1 首。《奇效良方·卷第二十一诸虚门·诸虚通治方》记录辟谷方与辟谷松蜡丸各 1 首。《医便·卷一·男女论》收载养元辟谷丹方与辟谷休粮方各 1 首，并记录养元辟谷丹方可以"安五脏，消百病，和脾胃，补虚损，固元气，实精髓，能令瘦者肥，老者健，常服极效"。辟谷休粮方则说此方亦平和有理，但未经试。《万氏家抄济世良方·卷三·咳血》收录辟谷丹，以天门冬与熟地黄末加工而成。卷四服食部分收录松梅丸，文中提及同白茯苓末和炼蜜服，可以辟谷。《古今医统大全·卷九十五本草集要（下）·木部》亦记录松根白皮可辟谷不饥，"卷九十六·救荒本草·草部"记载黄精久食可长生辟谷。《医宗必读·卷四·本草徵要·谷部》记录胡麻具有轻身不老、长肌肤、填髓脑、辟谷延年等功效。《济阳纲目·卷六十下·衄血》治方收录天地丹，又名辟谷丹，用天冬与熟地黄制成。《济阳纲目·卷六十八下·延年复食方》收录松脂丸，由松脂与白茯苓组成，述其可长生辟谷。另外《厚生训纂》《养生四要》《保命歌括》《福寿丹书》均收录具有辟谷功效的方剂。

（四）清代民国医书

《惠直堂经验方·卷四·附卷》附卷分三节，第二节为救荒门，该部分收录救荒药方 11 首，大多方剂后主治功效内提及辟谷，并描述以上方药有增气力、养颜、轻身明目、除病等功效。《医剩》卷中记载辟谷丹，作者自述在旧书摊购得古本《脉经》1 本，内夹纸 1 幅，为辟谷丹方。《行军方便便方·卷上·备豫》收录"行军辟谷不饥法方"与"李卫公行军不饥方"各 1 首，言食其可多日不饥，且可起到"颜色日增，力气加倍"等功效。《串雅外编·卷三·食品门》收录琼玉膏，与《本草单方》收载相同。《潜斋简效方·救荒法》部分，收录简单而有验效救饥辟谷方 5 首。《济世全书·兑集卷八·救荒》亦收录养元辟谷丹，与《医便》收载相同。《家用良方·卷六·各种补遗》收录辟谷方 1 首，以粳米单药，配合绍酒炮制加工而成。另外，《寿世编》《随息居饮食谱》《调疾饮食辩》《古今医案按选》《嬾园医语》均收录具有辟谷功效的方剂。

三、服气辟谷

（一）汉前《却谷食气篇》

发掘于 1972 年的湖南长沙马王堆汉墓，自发掘初期就引起了历史学界、考古学界、医学界的重大关注。马王堆三号墓中出土近 12 万字的帛书、简牍，其中包含医书 14 种，帛书 10 种，简牍 4 种。医书反映了我国古代的医学成就，是不可多得的珍稀古籍。在马王堆帛书的导引图前，有文字 26 行，每行 50 余字至 61 字，写在整幅帛上。此篇分两部分：第一部分是却谷食气，约八行余。第二部分从九行开始，是"经脉"部分。虽然《却谷食气篇》文字残缺较多，且文字意思晦涩难懂，但足以说明汉代之前辟谷技术就已经成为中医学的重要养生技术。

（二）《圣济总录》

《圣济总录·神仙统论》指出服气辟谷属于道家养生之术："昔黄帝问道于广成子，广成子曰：无视无听，抱神以静，形将自正，必静必清，无劳汝形，无摇汝精，乃可长生，所谓道者，如此而已，若夫飞丹炼石，导引按跷，与夫服气辟谷，皆神仙之术所不废者，今具列云。"《圣济总录·神仙辟谷》记载："凡修行家，忽到深山无人之地，或堕涧谷深井之中，无食者，便应咽津饮水服气以代之。咽津法，开口舌柱上齿，取津咽之，一日得三百六十咽，佳，渐习至千咽，自然不饥，三五日中小疲极，过此渐觉轻强。饮水法……"《圣济总录·神仙导引》记载"他人须绝欲节晚食，道引般运，行之三年，自无疾病，然后减谷食面，以遣谷气，渐渐胎息休粮，从粗入细，不可顿也。"《圣济总录·神仙服气》记载："夫食五行气，饥取饱止，无时节也，虽服五行，当以六戊为主，朝食三十，暮食三十，取饱而已，日月长短，增减在己。""诸避世入山，欲绝谷不食，先知引三五七九之气，又当知六甲六丁，不尔者，但坐家修身，食三五七九气，口吐死气，日日不止，可以长生尔。""日日减食，朝朝服气，气即易成，昔人谓饥食自然气，渴饮华池浆者，此也。""凡服气，欲得身中百物不食，肠中滓秽既尽，气即易行，能忍心久坐，自觉精神有异，四体日盛。"以上记载均提出减食或断食条件下，练功更易得气，且可起到养生长寿的作用。当然，此处神仙是道家用语，只是一种比喻方法，比喻道家修炼有成之人。

（三）《普济方》

《普济方》书中亦有较多描述服气辟谷及其方法的内容。如《普济方·导引法》记载："不息少食，裁通肠服气为食。"《普济方·服气法》记载："当食日减一口，十日后可不食。二日腹中或涓涓吞饥，取好枣九枚，方寸术饼九枚，食之。一日一夜，不过此也。不念食，即勿啖也。饮水，日可五升，亦可三升，勿绝也。口中常含枣核，令人爱气，且生津液。经曰：道者气也，爱气则得道，得道则长生。"书中还多次引用《圣济总录》中关于服气辟谷的内容。

（四）其他记载

《活人事证后方集·修养门》中记载较多服气导引的内容，其中一段休粮秘诀可做为服气辟谷参考："以舌柱上腭，并料搅上下牙齿，内外取津液，至半口或满口，即咽之。咽了又以舌柱上腭……一夜咽之三百度、四百度，则自然不饥矣。三日、五日，前稍费力及疲倦。若过七日之后，当自惯熟，渐觉身体轻健……遇饮食要吃，不妨须先吃少薄粥，渐渐吃硬饭。盖缘久住饮食，肠肚狭窄。顿食恐致肚疼耳。"《类修要诀·胎息秘要歌诀》记载休粮歌诀1首:"千旧功夫如不辍,心中渐得尸虫灭。更教充实三丹田,转得坚牢百骨节。只欲思惟断食因,懒将品味加餐啜。腹虚即咽下脐轮,元气便将为休绝……"此处描述虽有些晦涩难懂,但此描述的确为服气辟谷的方法。《寿世青编·疗心法言》描述服气辟谷的养生作用:"《传》曰:杂食者,百病妖邪所钟。所食愈少,心愈开,年愈益,所食愈多,心愈塞,年愈损焉。所以服气者千年不死,故身飞于天,食谷者千百皆死,故形归于地。"此处千年不死、身飞于天等说法夸张荒谬,但指出了服气辟谷具有养生长寿作用。《寿世编·保养门》《养生类纂·总叙养生》也描述了服气者与食味者(饮食五味)寿命不同,认可服气辟谷的长寿作用。《苏沈良方·书辟谷说》以很短的篇幅记录了晋武帝时有人堕入洞穴而不能出,饥饿难耐之时,学洞中龟蛇吸初日光咽之,遂不复饥。并指出"辟谷之法以百数,此为上妙……此法甚易知易行,天下莫不能知。知者莫能行,何则?虚一而静者,世无有也"。《心医集·静功妙药前珍》讲述静功练习方法及作用,并言勤而习之,可以辟谷。

第三节　史书记载

一、张良辟谷

张良,字子房,秦末汉初杰出谋臣,河南省新郑市,与韩信、萧何并称为"汉初三杰"。张良凭借出色的智谋,协助汉王刘邦赢得楚汉战争，建立大汉王朝，帮助吕后之子刘盈成为皇太子，册封为留侯。张良去世后，谥号文成。《史记·留侯世家》专门记载了张良的生平。汉高祖刘邦在洛阳南宫评价他说："夫运筹策帷帐之中，决胜于千里之外，吾不如子房。"张良因多病而辞官，相传从赤松子云游，行辟谷之术，养出长命百岁。《纲鉴易知录·汉高帝五年》中有"张良谢病辟谷"的记载。

原汉中地区文化馆陈显远对张良辟谷事迹进行了文献考证。据其考证，《续修陕西省通志稿》中载："留侯张子房辟谷处：在（留坝）紫柏山，有碑。"《汉中府志》载："张良辟谷处：（城固）县北三十里白云山，唐武德三年（公元620年）置白云县。东有神崖山，南有骆驼巷，西连牛蹄岭，北接龙泉山，多产药材。""紫柏山：（留坝）厅西北五十里，层峦耸秀，古柏阴森，山顶暨山椒（"椒"应为"坳"）均有留侯祠，相传子房辟谷于此。"《城固县志》载："张良字子房，襄陵人。先事韩，及秦灭韩，遂辅汉蹙秦。定天下，封留侯，曰：'愿弃人间事，从赤松子游。'乃辟谷于白云山，今名子房山。"这些文献对张良辟谷地点及意图进行了描述，证实了张良辟谷的真实性。

二、郤俭辟谷

成都武侯祠博物馆赵彬对三国时期辟谷者郤俭及其事迹进行了文献考证。三国时期，曹操为了稳定自己的政权，将其控制的北方地区十余位社会影响较大的方士，如华佗、左慈、甘始、郤俭等召集到许都和邺城加以控制使用，并让以辟谷著称的郗俭做了这些方士的领袖。华佗是中国古代的医圣级人物，曹操让以辟谷著称的郗俭做这些方士的领袖，足见其对辟谷养生术的重视程度。郗俭被曹操召集的相关内容，在西晋张华的《博物志》、裴松之注《三国志》和范晔的《后汉书》中都有记载。根据记载华佗征召的方士包括：上党王真，陇西封君达，甘陵甘始，鲁女生，谯国华佗字元化，东郭延年，唐霅，冷寿光，河南卜式，张貂，蓟子训，汝南费长房，鲜奴辜，魏国军吏河南赵圣卿，阳城郗俭字孟节，庐江左慈字元放。裴松之注《三国志·方技传》记载："东阿王作辩道论曰：'世有方士，吾王悉所招致。甘陵有甘始，庐江有左慈，阳城有郗俭。始能行气导引，慈晓房中之术，俭善辟谷，悉号三百岁。……余尝试郗俭绝谷百日，躬与之寝处，行步起居自若也。夫人不食七日则死，而俭乃如是，然必不益寿，可以疗疾而不惮饥馑焉！'。'"此处东阿王即曹植，曹植是曹操的儿子，又是当时的大文学家，曹植为了考证辟谷及其疗效，亲自与郗俭一起居住，对其起居活动进行考察，并评价辟谷术可以治疗疾病与养生长寿，一国国君之子对辟谷术的亲身考证，也可见辟谷技术的养生价值。《后汉书·方术列传》载："《博物志·方士》记载：'汉世异术之士甚众，虽云不经，而亦有不可诬，故简其美者列于传末……甘始、元放、延年皆为操所录，问其术而行之。君达号'青牛师'。凡此数人，皆百余岁及二百岁也……（郗俭）亦有室家。为人质谨不妄言，似士君子。曹操使领诸方士焉。'"

有关郗俭辟谷的资料，在《艺文类聚》《太平御览》以及《天中记》等 6 种古籍中都有记载，以唐代《艺文类聚》记载最为详尽。书中，欧阳询对郤俭"得道"做了以下描述：（抱朴子）又曰："城阳郤俭，少时行猎，坠空冢中。饥饿，见冢中先有大龟，数数回转，所向无常，张口吞气，或俛或仰。俭素亦闻龟能导引，乃试随龟所为，遂不复饥，百余日，颇苦极。后人有偶窥冢中，见俭而出之，后竟能咽气断谷。魏王召置土室中闭试之，一年不食，颜色悦泽，气力自若。"

三、其他记载

寇谦之，字辅真，冯翊万年（今陕西省西安市阎良区武屯乡境内）人，生长在一个官宦家庭，父寇修之，官至太守；长兄寇赞，三十岁即为县令。寇谦之身为太守之子，与其徒弟均好辟谷，且均老有少容。寇谦之及其弟子辟谷事例在《魏书》《北史》中均有记载，《魏书·卷一百一十四·志·第二十释老十》云："（寇谦之）遂得辟谷，气盛体轻，颜色殊丽。"《北史·卷二十七·列传·第十五》云："皎为寇谦之弟子，遂服气绝粒数十年，隐于恒山。年九十余，颜如少童。"陶弘景是我国著名的医药学家，生活于南朝，历经宋、齐、梁三朝，是当时一个有相当有影响的人物，对本草学贡献尤大，其著作颇多，其中《养性延命录》是其代表著作。其在《养性延命录·教诫篇》引用《神农本草经》对辟谷的评价"食谷者，智慧聪明；食石者，肥泽不老（谓炼五石也）；食芝者，延年不死；食元气者，地不能埋，天不能杀。"《梁书·卷第五十一·列传·第四十五处士》云："弘景为人，圆通谦谨，出处冥会，心如明镜，遇物便了，言无烦舛，有亦辄觉……善辟谷导引之法，年逾八十而有壮容。"《大戴礼记·易本命》记载："食肉者勇敢而悍，食谷者智慧而巧，食气者神明而寿，不食者不死而神。"这里的"不食"即辟谷，不食五谷。《淮南子·人间》也记载春秋时鲁国人单豹不食五谷，仅喝溪水，年届七十犹有童子颜色。

《旧唐书·卷一百九十二·列传·第一百四十二隐逸》云："（潘）师正清净寡欲，居于嵩山之逍遥谷，积二十余年，但服松叶饮水而已……师正以永淳元年卒，时年九十八。高宗及天后追思不已，赠太中大夫，赐谥曰体玄先生。"《宋史·卷四百五十七·列传·第二百一十六隐逸上》云："（陈抟）因服气辟谷历二十余年，但日饮酒数杯。移居华山云台观，又止少华石室。每寝处，多百余日不起。"《宋史·卷四百五十九·列传·第二百一十八隐逸下》云："（刘庭式）绝粒不食，目奕奕有紫光，步上下峻坂如飞，以高寿终。"《隋书·卷七十七·列传·第四十二隐逸》称："时有建安宋玉泉、会稽孔道茂、丹阳王远知等，亦行辟谷，以松水自给，皆为炀帝所重。"这些文字自三国及宋，或言道士因辟谷身康体健、年寿高迈，或言帝王君主对辟谷道士的推崇。

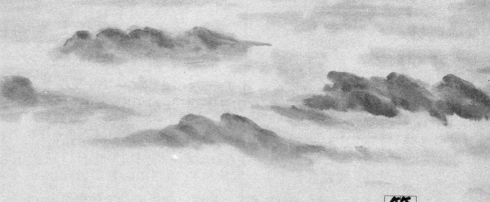

第三章

养生功法基本知识

养生功法自古有之，受中国儒家、道家、佛家思想的影响，逐渐形成了儒家的坐忘、道家的内丹修炼以及佛家的坐禅修习方式。中国武术自古流传，武术养生功法历史也源远流长。养生功法在中国民间也广泛流传，形成了许多独特的练习方式。自古医家都十分重视养生功法的健身、医疗作用，形成了独特的医家养生功法，例如推拿功法、五禽戏、六字诀等。

第一节　养生功法基本理论知识

刘天君、章文春主编的全国中医药行业高等教育"十三五"规划教材《中医气功学》(中国中医药出版社出版),对养生功法一词的来源、起源、中医气功学的概念及特点,主要功法流派等内容进行了详细论述,这里我们对其进行了借鉴与部分摘录,以使读者详细了解养生功法基本理论知识。

一、中医养生功法概念与特点

虽然中国养生功法有着悠久的历史传承,在古代并未使用气功一词进行养生功法的表述,进入现代才使用气功表述养生功法的练习。"气功"一词逐渐为大众知晓并熟悉,是新中国成立以后的事情。由于中国古代修炼技术众多,气功一词也逐渐成为中国古代各种修炼技术的统称。

据《中医气功学》一书考证,气功一词出现的最早文献见于《灵剑子·松沙记》,内有"学道之士,初广布阴骘,先行气功,持内丹长生久视之法,气成之后,方修大药"的记载。灵剑子即晋代道家修炼者许逊,因此该书应成书于晋代,有人认为该书是作者托许逊所著,成书年代晚于晋代,但据考证,该书最晚也应成书于隋唐时期。气功一词在该书中意指修炼，但该词语只是见于这本书中，在这个时期，气功并不是对修炼功法的广泛称呼，其后也并未广泛采用。各家修炼学派对养生功法修炼均有自己的特定称谓：例如佛家使用禅定；道家使用内丹；儒家使用心斋、坐忘；医家使用导引；武术使用内功、站桩等。

新中国成立后，由于养生功法临床疗效显著，受到了大家的重视，并希望将其应用于防病保健。刘贵珍是将养生功法应用于临床防治疾病的代表，临床应用养生功法防治各类疾病起到了很好的效果，并受上级部门委托创建养生功法练习基地。经过反复斟酌，最后使用气功疗养所来命名该养生功法练习基地，气功一词也就应运而生，逐渐被使用于中医临床和养生领域中，成为大家对古代养生功法的共同称谓，现在气功一词已经被直接音译为英语、德语、法语等语言。

中医气功学，是以中医学基本理论知识为指导，将养生功法应用于中医养生、保健、治疗中，有其自身的特征。中医气功学在功法的选择上并不拘泥于某一功法或某一家传承，凡能够发挥养生和治疗目的养生功法，只要能起到养生长寿、防病保健等作用，均可成为医家气功，并在中医基础理论的指导下，应用于临床。

刘天君教授主编的《中医气功学》将养生功法定义为：气功是调身、调息、调心三调合一的身心锻炼技能。这一概念表达了以下四层含义。

第一，养生功法练习包括了对人身体生理功能、气息

（十二经脉是人体气血运行的通道）以及心神的综合调节，也就是气功三调——调身、调息、调心。

第二，养生功法的本质特征是"三调合一"。中医理论认为，精、气、神是人体必不可少的三要素，三者相互依存，密不可分，本为一体，因此养生功法练习对三者的调节也必然没有明显的区别，也就是三调合一状态。

第三，从学科分类角度来说，养生功法涉及中国古典哲学、心理学、生理学等诸多内容，养生功法是心身两方面的锻炼，既区别于心理学、哲学，又区别于体育与体操。养生功法练习是一个与心理学、哲学、运动医学等均高度相关的综合性的学科。

第四，从学科知识属性来说，养生功法属于技能性类知识，最终要将养生功法的理论知识落实到练习实践，这不仅强调了养生功法练习的操作性与技巧性，还将其与理论性的知识区别开来，还去别开了养生功法与宗教，宗教需要由信仰而进入，养生功法需要反复练习，不断熟练最后达到掌握的目的。

"三调合一"是养生功法区别于其他操作锻炼的本质特征。无论佛家的禅定，道家的内丹、周天，儒家的心斋、坐忘，还是武术的站桩、套路动作，其操作要领都必然包括调节身体姿势、调节气息、调节心神的部分。虽然各有偏重，具体功法操作分解下来，都是由这三者组成的。很多人提出太极拳、八段锦、武术套路算不算养生功法，答案是肯定的，这些功法均可归类为养生功法的范畴。练习太极拳、八段锦、易筋经、武术功法等套路动功时，要练习"三调合一"的感觉，养生功法练习达到"三调合一"的境界，必然会补足人体精气神，使练习者感到精气充足、精力充沛，进而改善身体健康状况。"三调合一"的关键在于处于忘记与清醒的交界点，练功中做到似练非练，似乎已经忘却自己在刻意做某些动作、忘却自己在调节自己的气息，甚至似乎已经忘却自己在练功，但是又不像睡眠状态，睡眠状态是彻底的忘却，并没有清醒的成分。而养生功法状态并不是彻底的睡眠状态，仍然保持着身、心、息的清灵状态，正如《道德经》中所言："恍兮惚兮，其中有物；恍兮惚兮，其中有象！"这正是对"三调合一"境界的最恰当描述。任何一种体育活动，都包含了三调技术，也具有健身的作用，但其之所以不能称之为功法，就在于体育活动时身、心、息的操作独立性很强，例如体操活动，练习者必然格外关注动作的标准性，而心理和气息的调节，都是配合动作而做，极少能够达到养生功法练习的"三调合一"境界。当然若练习者专心练习，对动作又极度熟练，心无杂念，练习时也可能会处于一种身、心、息浑然一体的状态，这时虽然做的是体操动作，但是已经可以说进入了养生功法练习的状态。因此，只要有心练习，站、坐、卧皆可练功，对自己的健康均可以起到养护作用。"三调合一"是练功达到一定阶段后，自然能够进入的一种特殊身体状态，练功之初需要有老师的指点，长期练习就需要有一种淡然的心态，做任何事情都需要宁心静气，保持这种安静自然的状态。境界需要积累，也就是需要"功夫"，因此养生功法练习也叫作练功，具体方法就叫做功法。另外，虽然养生功法是一种技能，但技能同样需要理论的支撑，并在理论的指导下不断实践操作熟练。比如骑自行车，明白怎么骑自行车，并不必然会骑自行车，还需要反复进行练习，才能掌握，但只是反复练习，不去总结，就不会有技术上的升华。因而，强调养生功法的技能属性，也相当于告诉我们学好养生功法，练习作用的举足轻重，只有通过反复持续的练习，才能熟稔一种功法，才能体会到"三调合一"的状态。

中医养生功法是养生功法的一大分支，因而从操作技术而言，必然具备三调，同时也需要达到"三调合一"；从目的上而言，中医养生功法的首要目标是医疗。换言之，只要产生疗效的功法，都可以纳入中医养生功法的范畴。

中医经典著作《素问·上古天真论》中"余闻上古有真人者，提挈天地，把握阴阳，呼吸精气，独立守神，肌肉若一，故能寿蔽天地，无有终对，此其道生"的记载，即是对养生功法定义、作用机理、效果的高度概括。"呼吸精气"即是调息，"独立守神"即是调身，"肌肉若一"即是调身和"三调合一"，"寿蔽天地"描述的练功效果，把握阴阳是其根本的作用机理。

中医治疗疾病主要依靠三大类手段：依靠中药、依靠经络、依靠养生功法。中药是阴阳的应用，经络是阴阳的体现，而养生功法则"把握"阴阳，即有可以直接改变阴阳的能力。养生功法治病首先需要一个积累的过程，这个过程因人而异，或长或短，但是都需要反复和持续的练习，才能够获得并保持稳定。

养生功法，从某种意义上讲，跳出了阴阳的范畴，所以其治疗疾病的特异性不显著。佛教以获得般若智慧为最根本目的，其修炼技术本身并不特别强调治病，但是具体操作技术也有一定的医疗效果，甚至有些功法直接治疗某些疾病，如止观法门，因而如何借鉴佛教中的修炼技术，其实是丰富中医养生功法的很重要途径。

道家养生功法以追求个人长生不老为最终宗旨，长生不老的目的如能达成，也即意味着百病不侵，所以从这个意义上讲，道教中的操作技术，其实都可以算作是中医养生功法的内容。

儒家养生功法和武家养生功法其实也存在同样的价值，因而中医养生功法融合了佛、道、儒、武等养生健体的操作技术，呈现出百家争鸣的状态，在历史发展的长河中，各时期医家的临床实践不断丰富和滋养着中医养生功法，逐渐形成了现在中医养生功法百花齐放的格局。

二、主要功法流派概述

中国历史悠久，中国文化更是博大精深。据考证，养生功法来源于原始人类的自我保健方法，《吕氏春秋·卷五·仲夏季·古乐》中就有记载："昔陶唐氏之始，阴多，滞伏而湛积，水道壅塞，不行其原，民气郁阏而滞著，筋骨瘚缩不达，故作为舞以宣导之。"这可能与养生动功的起源息息相关。《素问·异法方宜论》中记载："中央者，其地平以湿，天地所以生万物也众。其民食杂而不劳，故其病多痿厥寒热。其治宜导引按跷，故导引按跷者，亦从中央出也。"明确了导引按跷的作用，并总结当时的中医治疗方法为"砭石、毒药、艾焫、九针、导引、按跷"，导引即养生功法，按跷就是在养生功法态下进行的推拿按摩操作。养生功法在漫长的历史发展过程中，形成了不同的功法学术流派。其中尤以佛、道、儒、医、武诸家的影响最为明显。

（一）医家功法

医家功法锻炼目的最为明确，也相对最为包容，只要能够强身健体、祛病延年者，经过中医基本理论的阐释，再经医家改良，就可为我所用。因此医家养生功法也是各家养生功法中发展最快，普及最广，内容最丰富的一个流派。医家养生功法的主要特点是：

1. 以中医理论作为基本指导思想，用科学的中医理论解释养生功法反应及练习效果，练习者练习不易出现偏差。

2. 医家养生功法更多的应用于疾患人群，功法更适宜于疾患人群习练，动作简单易学，功理清晰，易于理解，效果明显。代表性的医家功法有五禽戏、六字诀、八段锦、易筋经等。

3. 功法选择不论门派，因临床治疗或养生康复的需要，灵活选用各家功法。

（二）道家功法

道家思想源于先秦时期的老子、庄子思想，道家功法源于以老子、庄子为代表的道家思想。道教则在汉朝以后才形成，并将道家功法一代代传承与应用。道家功法的最主要特点是性命双修，在修习身体保存生命的前提条件下，修习心性，体现了中医学心身合一的整体观思想。道家功法性命双修的特点也与中医学心身合一的观点相吻合，体现了中医学精、气、神互根互用的思想。

虽然老子、庄子的著作涉及面很广，论述了天地人之道，许多学科都可以将其作为借鉴，但是老子的《道德经》以及庄子的诸多著作中都蕴含了道家功法修炼的真谛，对于修习养生功法者来说值得仔细品读。内丹术是道家功法的代表，中医学丹田等名词也与内丹术修习体会相关。一代代道家修习者形成了许多著作，代表性的著作如东汉魏伯阳的《周易参同契》，魏晋南北朝时的《黄庭经》，唐代的《钟吕传道集》，北宋张伯端的《悟真篇》、张君房的《云笈七签》，明清时期张三丰的《玄机直讲》、伍守阳的《天仙正理直论》等。

（三）佛家功法

佛家思想起源于印度，并由此产生佛教，佛教于东汉初年传入中国。与道家"性命双修"不同，佛家功法强调

"修心"，功法以禅修为代表，因此也有"佛家守空，道家守中"的说法，强调明心见性。佛家功以修禅为本，不过，由于佛教的流派较多，所以功法也有很多区别，修禅一般又可分成小乘法和大乘法两种。河北省医疗气功医院的内养功法，就是经过改编的佛家功法。

（四）儒家养生功法

儒家思想是先秦诸子百家学说之一，源于孔子。儒家思想强调修身、治国、平天下，与道家及佛家出世修习不同，儒家强调入世。孔子和他的学生是儒家功法最早的倡导者和实践者。被郭沫若先生称为"静坐的起始"的"坐忘"与"心斋"即出于孔子师徒之手。战国时期孟子提出的养"浩然之气"，是儒家养生功法体系的进一步的发展。两汉时期，刘安的《淮南子》提出"夫精神气志者，静而日充者以壮，躁而日耗者以老""静默恬愉，所以养性也""是故真人之所游，若吹呴呼吸，吐故纳新，熊经鸟伸，凫浴猿躩，鸱视虎顾，是养形之人也"等思想，丰富了儒家功法的内涵。

（五）武术功法

武术的最终目的是用来击打防身，武术功法的首要目的是增强击打的有效性，另一目的是强健体魄。只有身体强健了，才能更好地增强气力及应用武术动作。武术功法强调把神气集中到形上，加强形的功能，"内练一口气，外练筋骨皮""练拳不练功，到老一世空"等俗语均说明了武术功法对于武术技击的重要性。中国武术流派众多，武术功法也随之形成了诸多流派，例如武当派、少林派、峨嵋派、昆仑派、南宫派等，包括轻功、硬气功以及点穴等内容。太极拳、形意拳、八卦拳、易筋经、少林内功、峨嵋庄法等均是武术功法的代表。

三、养生功法的特点

（一）强调心身合一

1. 精、气、神密不可分

江西中医药大学章文春教授对中医精气神学说有较深入的研究，并以中医精、气、神学说为基础，提出形、气、神三位一体的理论。形为气之舍，气为形之充。形作为生命的房舍，它是气存在、运行、变化的场所。正所谓，皮之不存毛将焉附。以此言之，形气关系，从根本上来说就是形体强弱与正气盛衰的关系。故《素问·刺志论》曰："气实形实，气虚形虚，此其常也，反此者病。"形气不可分离，形体动作具有明显的疏导气机的作用，养生功法练习中，形松才可得气，气通则形体自正。

神依附于形，神为形之主。神不能离开形体而独立存在，形完则神俱，形是神的依附。故《素问·上古天真论》说："形体不敝，精神不散。"张景岳也强调"神依形生""无形则神无以生"。《素问·宣明五气论》中更为明确地说:"心藏神,肺藏魄,肝藏魂,脾藏意,肾藏志。"神、魂、魄、意、志名虽不同,但皆属于神的范畴。因此,五脏皆可称为神之宅,为藏神之处。另一方面,神具有调控主导形的功能作用。人的精神意识对人体生命活动具有主导和调控作用。《灵枢·天年》曰:"百岁,五脏皆虚,神气皆去,形骸独居而终矣。"总之,形为神之宅,神乃形之主无神则形不可活,无形则神无以附。两者相辅相成,不可分离,离则为死,谐则为生。

神为气之主,气为神之充。神作为人体生命的主宰,首先表现在对人体气机的影响。神可驭气,气能留形,气定则神闲,反之气不定则神乱。《素问·上古天真论》中说:"恬惔虚无,真气从之,精神内守,病安从来。"心神安定,神不外驰,则人体精气各从其顺,身体健康。反之,则人体之气会出现不平衡的现象。正如《素问·举痛论》所说的"怒则气上""喜则气缓""思则气结""悲则气消""恐则气下""惊则气乱"等。

2.身、心、息密不可分

《淮南子·原道训》中指出:"夫形者,生之舍也;气者,生之充也;神者,生之制也。一失位,则三者伤矣。"亦如《道家养生要言辑要》所说"气者形之根,形者气之宅,神形之具,令人相因而立,若一事有失,即不合于理,安能久立哉"。可见,生命的这三个要素各司其职,三者是相互依存、相互联系的整体。没有形则神气无所依附，人的生命也就无从谈起；没有气则无生命的有机活动，气失于升降出入而"神机化灭"；生命活动没有神的调控则"气乱、精离""形乃大伤"。身、心、息都是人体存在的根本，身体是心神所依附的必然存在，而心神又为身体注入活力，二者相互依存，密不可分，而气血为两者结合的枢纽。因此，身、心、息是人体存在的根本三要素，三者密不可分，合而为一则为人。

（二）强调神为主导

《素问·灵兰秘典》说："心者，君主之官也，神明出焉。"并进一步指出："主明则下安，以此养生则寿，殁世不殆，以为天下则大昌。主不明则十二官危，使道闭塞而不通，形乃大伤，以此养生则殃。"可见，在人体形气神三个生命要素当中，神是人生命活动的主宰，调神在三调中起着主导作用。《灵枢·本脏》更是指出："志意者，所以御精神，收魂魄，适寒温，和喜怒者也……志意和则精神专直，魂魄不散，悔怒不起，五脏不受邪矣。"这里明确指出人的意识可以统御精神活动，收摄魂魄，调节人体对冷热刺激的适应能力和情志变化。如果意识清晰，就会精神集中，思维敏捷，魂魄安定，就不会起懊悔、愤怒等过度的情绪，五脏也就不会受到外邪的干扰。因此，在养生功法练习中特别强调神的主导作用，重视三调。陶弘景在《养性延命录·教戒篇》中引用《小有经》的话："多思则神怠，多念则志散，多欲则损智，多事则形疲，多语则气争，多笑则伤脏，多愁则心慑，多乐则意溢，多喜则忘错昏乱，多怒则百脉不定，多好则专迷不治，多恶则焦煎无欢。此十二多不除，丧生之本也。无多者，几乎真人大计。"引用彭祖的话："道不在烦，但能不思衣，不思食，不思声，不思色，不思胜，不思负，不思失，不思得，不思荣，不思辱，心不劳，形不极，常导引纳气胎息尔，可得千岁。"

养生功法练习，要始终注意功内功外调摄自己的心神，方可达到保健养生的目的。

第二节　养生功法练习指导

一、养生功法基本练习方法与要领

（一）调身

养生功法调身包括静功调身与动功调身。静功调身是身体保持某一固定姿势不变，动功调身则有一定的动作。

1. 静功调身

静功练习时应选择安静、舒适的环境。练习时注意舒展眉头，并面带微笑。微笑有利于练功时的放松。双眼轻闭，使心神安宁，呼吸均匀，并将意念似守非守的置于下丹田。口要轻轻闭合，舌应自然置放。许多功法要求舌抵上腭，是为了接通任脉。舌抵上腭应抵在上腭与牙齿的交接处，轻触即止，无抵抗之意。静功的特点是外静内动，所谓静极生动。静功练习重视体会体内气机发动变化时带来的身体反应。

根据练功时姿势的不同，静功分为坐式、卧式和站式。

（1）坐式：坐式是静功练习最常采用的姿势，采用坐式进行锻炼的静功亦称静坐、坐忘、打坐等，坐式是练习静功最常用的姿势，坐式一般采用盘坐、平坐、靠坐等。

盘坐：盘坐是静坐练习最适宜的姿势，更易进入形神合一的养生功法练习境界。练功有素者一般多采用盘坐进行静坐练习。由于佛家修炼多采用盘坐的形式，因此盘坐又常被称为坐禅。按盘坐姿势，盘坐可分为自然盘、单盘、双盘三种。盘坐的坐具一般使用专用的盘坐垫、矮方凳，或直接在床、炕上进行盘坐，也可在地面直接铺较厚的软垫进行盘坐。盘坐时可将臀部稍稍垫高一些，高度以盘坐舒适为度。盘坐时应头正颈松、口眼轻闭，松肩坠肘，含胸拔背，腰部自然伸直，基本要求同站式（见后）。双上臂自然下垂，双手分别放于大腿上，掌心向上向下均可；也可相叠平放于两腿间。待进入形神合一的养生功法态后，可不必过于纠正姿势，以免影响养生功法状态的保持。

①自然盘：自然盘也称散盘，两腿交叉盘起，左压右或右压左均可，两足均安放于坐具上，可以分别压在对侧膝下。一般初学盘坐者，单盘或双盘较为困难，建议可由

自然盘练起。

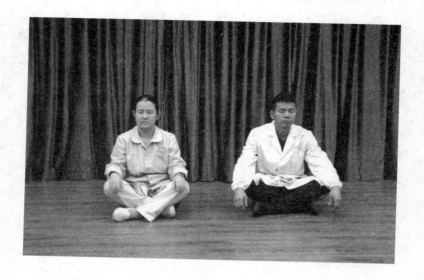

②**单盘**：单盘指盘坐时将一条腿盘在另一条腿上，足部置于另一条腿的大腿处，左压右或右压左均可，根据个人习惯而定。练习盘坐日久，可由自然盘过渡到单盘，练习时间以双腿不产生过度酸麻为宜。若练习时双腿过于酸麻，会产生烦躁而严重影响练功入静，一般感到不适时，可改为自然盘或平坐的姿势继续进行练习。

③**双盘**：双盘是指盘坐时先将左足或右足放在对侧大腿上，然后又将对侧小腿与足盘上来，放在左侧或右侧大腿上，两足心均向上且不接触坐具。练习单盘日久，可由单盘过渡到双盘，练习时间以双腿不产生过度酸麻为宜。部分初习盘坐者，长时间双盘不会产生不适，则可直接从双盘练起。

　　平坐：平坐是指直接平坐于坐具上，要求坐具高度应与小腿长度相差不大，坐下后大腿基本平直，两膝弯曲接近 90°。坐于椅凳上时，不要坐满，只坐椅凳的前三分之一，头部、上身及腰部的姿势要求同盘坐。年老腿脚不利、腿脚较硬不利于盘坐者可采用平坐练功。如盘坐器具不合适时，也可临时应用平坐进行坐式练习。

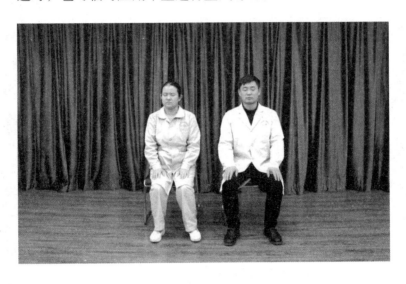

　　靠坐：靠坐是指背部轻靠在椅背、沙发或靠具之上，其余姿势均与平坐相仿。靠坐时两足可略前伸、头部可略后倾，以保持身体舒适。年老体弱、慢病体衰者，平坐较困难或不适宜长久平坐，可使用靠坐姿势进行坐式练习。

　　（2）卧式：卧式是静功练习中坐式的补充，采用卧式进行锻炼的静功亦称卧功、睡功等。卧式一般采用仰卧、侧卧、半卧等，卧式时枕头不可过高或过低，以舒适为度。

睡前打坐完毕，平躺不能立即入睡者，可继续进行卧式静功练习，直至入睡。年老体衰或患病不能起床者，亦可采用卧式进行静功练习。

①**仰卧**：仰卧是卧式常用姿势。平躺在床，头身正直，口眼轻闭，四肢自然伸展，两腿可依据个人习惯稍稍分开，双臂自然分放在身体两侧，或双臂曲肘向内，两手叠放于下丹田位置。

②**侧卧**：侧卧也是卧式常用姿势，右侧卧较好，以防压迫心脏。侧卧时口眼轻闭，头部向下微收，上身正直，两腿叠置，下腿微弯，上腿弯曲度大些，上足放于下腿上腘窝部附近，或放于床上；上方手臂自然伸展，掌心向下放于胯部以下，下方手臂曲肘向头部，手掌向上，五指轻轻并拢，放在耳边，或曲肘手掌置于肩上、腋窝下均可。

③**半卧**：半卧是卧式与靠坐式的结合。是在仰卧的基础上，将上半身及头部垫高，斜靠在床上，呈半坐半卧的一种练功姿势。两腿稍分开，可自然伸直，也可将小腿抬高。两手臂姿势同仰卧式。

（3）**站式**：站式功法虽属外静内动之功法，但身体内动明显，易产生身体轻微外动，如抖动、晃动等，此属正常身体反应。若身体晃动剧烈则需稍加控制，也可随之轻移双脚以保持身体平衡。因此一般又将站式功法归类为动静相兼的功法。此功具有明显的生发阳气的作用，体虚瘦弱之人可多练此功法。

站式练功时，身体要处于松弛状态，避免长久站立造成肌肉紧张与不适，影响得气。具体练功要求如下（其中头身部练功要求，也适用于坐式功法练习）。

①**头正颈松，下颌微收**：一些功法中常提到"头如悬"，即是说头顶正中好像有一根线向上牵着，这样头部自然就正直了。在做此姿势时，往往易将头部后倾，此时应注意下颌稍稍向内收。头部后倾时，颈椎是压缩的，不能伸展，唯有下颌微收，头部正直，颈椎才能充分舒展，保持颈部松弛。

②**松肩坠肘，含胸拔背**：松肩是指两肩自然下垂，避免耸肩。耸肩不但使肌肉紧张，而且影响气机下沉，易使呼吸急促。耸肩在站式练功双臂抬起时比较容易发生，尤其是抬臂过高的时候。因此站式练功时，无论抱球还是托球，手臂的位置一般都要求放在膻中以下。肘部是肩臂下垂之力的一个支撑点和转折点，坠肘这个动作，目的就是勿使这个点上移。坠肘是松肩的延续，松肩不仅是肩膀的放松，而且要顺势松到肘。另外，在站桩时，还要求虚腋，即双臂不要贴在两胁上，应该分开。这也是为了使肢体更加舒展和舒适，如果双臂紧贴在两胁上，会影响气血的周流。含胸则可保持脊柱的生理弯曲，使身体正直。拔背是指站立时背部要挺直，但在做拔背动作时，身体容易过度后挺，这是由脊柱在腰背部的生理弯曲造成的。含胸避免脊柱过度后挺的同时还可避免腹部前突，因此含胸与收腹是同时完成的。

③**伸腰沉胯，两膝微曲**：伸腰是腰部要伸展开，挺直，

不能塌腰。其作用主要是将腰部的脊柱伸直。伸腰时容易出现挺肚，此时应注意微收腹。沉胯是胯部要向下坐，站式练功要求臀部如坐高凳，用意也在于此。伸腰沉胯除有利于伸开脊柱外，还能使身体的重心落在下腹，这非常有利于气沉丹田。

站式时，在能够保持直立的前提下，两腿尽量放松，两膝微曲，五趾微微抓地。两膝微曲的目的是使腿部放松，因此两膝微曲以外视不觉弯曲，而内觉双膝未挺直为度。两脚与肩同宽，平行站立。若站立不稳，两脚分开距离可稍大，或将脚尖稍内扣。

站式练功，根据两手放置位置的不同，分为三圆式、托球式等。

①**三圆式**：所谓三圆式，即指足圆、臂圆、手圆。两脚左右分开，与肩同宽，两足尖微向内扣，呈内八字形。两臂环抱呈半圆形，如抱一圆气球，两手与身体的距离不超过一尺，两手手指相对，相距约八九寸，五指分开，微曲。

②**托球式、扶按式、提抱式**：此三姿势均从三圆式转化而来，练功的时候可相互替换，基本要求与三圆式大致相同。托球式站好后两臂要轻轻抬起，微向前伸，手与身体距离1尺多，两手心朝上，五指分开，不要用力，好像托着个气球。初练托球式时如果两臂劳累，可把双手轻轻朝上翻转，两臂微向前探，此式以缓解疲劳。扶按式两臂抬起前伸后，两手心朝下，五指分开，双手如扶在桌上或

椅背上，或如扶按在水面上。初练扶按式两臂劳累后，亦可转换成托球式歇息。提抱式又叫浮托式，初练提抱式时，如肩臂感到疲劳，可以把双手往下移至肚脐下边，手心朝上，犹如提抱着一个气球。

2. 动功调身

动功锻炼分为套路动功与自发动功。套路动功是一系列连续的设定动作，练功时须按套路顺序与要求进行。站式功法是套路动功的基础，基本套路动功功法见后续章节。自发动功是练功中自然出现的随意性动作，其动作随内气的运行自然发生，既非预先设定，也不由意识支配。自发动作的操作关键在于不能失控，其动作的发生虽然不由意识支配，但其动作的终止则应由意识控制，否则可能出现危险或偏差。由于自发动功的调控难度较大，且练习时由于环境原因存在危险，一般不适合初学者及自行练习。

养生功法的动作与通常体育锻炼的动作有重要区别。一般体育锻炼的目的主要在于调身，对于调息与调心要求较少，更不注重形、气、神三位一体的关系与"三调合一"境界的形成，因此体育锻炼的动作往往比较机械与剧烈，强调动作对身体肌肉骨骼的锻炼作用，以达到身体极限为目标。养生功法练习则强调形、气、神三位一体及"三调合一"境界的形成。因此动作的设置往往比较柔和，动作配合呼吸，并注意"以神驭气，以气领形"，要求练功时动作圆润舒展，松紧适度，"气到力到"，强调运用内气导引动作，忌讳动作生硬和使用拙力。因此，如果练动功后胳膊、腿的肌肉疲劳僵硬，酸麻疼痛，往往提示用力有所不当。

（二）养生功法调息

气息调控包括调控气息的深匀度与气息的呼吸形式。气定则神闲，呼吸绵绵悠长，若有若无，则极易进入形、气、神一体的养生功法练习境界。相反，若进入心身合一的养生功法练习境界，则呼吸必然深长细匀。但初习调息者，过度调控呼吸可能会产生憋闷不适，因此气息调控应注意量力而行，切勿用意过度而产生头晕、憋闷等不适。

1. 气息深匀度调控

古人认为，练功气息有四种形态，一为风，二为喘，三为气，四为息。有声为风，无音为气，出入为息，气出不尽为喘也。《童蒙止观》一书对此进行了进一步说明，称鼻中气息出入觉有声，是为风相；息虽无声，而出入结滞不通，是为喘相；息虽无声，亦不结滞，而出入不细，是为气相；不声、不结、不粗，出入绵绵，若存若亡，资神安稳，情抱悦豫，是为息相。练功所要求的呼吸气息形态大都是最后一种，即息相。出入气息的息相用现代语言来描述就是深、长、柔、细，微弱而绵绵不绝的呼吸。

日常人们在安静状态下休息时的呼吸气息大约在风相、喘相与气相之间，呼吸气息的锻炼需要一个循序渐进的过程，在调控呼吸的过程中，可先练习听不见自己呼吸的声音，然后逐渐达到无声而不觉憋滞，最后将呼吸在此基础上调细、调匀，达到"不声、不结、不粗，出入绵绵，若存若亡，资神安稳，情抱悦豫"的状态。待调息有了一定基础之后，气息的控制过程就会慢慢由有意识变为下意识，心情平静则自然气息绵绵若存，达到神、气、形合一的境界。

2.气息呼吸形式调控

气息的呼吸形式可分为常用呼吸形式和特殊呼吸形式两类。前者包括胸式呼吸、腹式呼吸、体呼吸等，常用呼吸形式是与总体养生功法练习境界直接关联的呼吸形式，各种功法普遍适用。后者是某些功法应用，为达到特定的养生或治疗目的而采用的呼吸形式，例如停闭呼吸、提肛呼吸、发音呼吸等，篇幅所限，这里主要介绍常用呼吸形式。

（1）胸式呼吸：胸式呼吸的特征是呼吸时可见胸部起伏，吸气时胸部隆起，呼气时胸部回缩。人在站立时的自然呼吸形式一般即胸式呼吸。歌唱家、运动员等由于经过了长期的锻炼，可有自然的腹式呼吸或胸腹式混合的呼吸形式。练功呼吸形式操作的第一步，即是将自然的胸式呼吸向深、长、柔、细的方向引导，其操作的准则是用意不用力。待胸中的气息出入调匀之后，就可以引导气息向下发展，从胸式呼吸逐步转为腹式呼吸。在此气息逐步下降的过程中，胸式呼吸可过渡为胸腹混合式呼吸，呼吸时可见胸部和腹部同步起伏。

（2）**腹式呼吸**：腹式呼吸时可见腹部起伏。依起伏方式的不同，腹式呼吸可分为顺腹式呼吸和逆腹式呼吸两种。顺腹式呼吸是吸气时腹部隆起，呼气时腹部缩回；逆腹式呼吸与此相反，吸气时腹部回缩，呼气时腹部膨出。从胸式呼吸逐渐过渡到腹式呼吸，一般都是过渡到顺腹式呼吸。待顺腹式呼吸训练日久，可练习使用逆腹式呼吸。逆腹式呼吸法可意念在呼气时引内气下行，聚于丹田。久而久之，呼气时腹部充实隆起，吸气时则放松缩回，逆腹式呼吸便自然形成了。

（3）**体呼吸**：体呼吸又称遍身呼吸、毫毛呼吸，正如《苏沈良方·养生说》中说："一息自住，不出不入，或觉此息，从毛窍中八万四千云蒸雾散，无始已来。"体呼吸与胸式呼吸及腹式呼吸不同，呼吸的器官由口鼻转为全身毛窍，胸式呼吸和腹式呼吸的媒介为空气，可意念内气随呼吸而出入，体呼吸的媒介则直接为人体内气。体呼吸时意念全身毛孔慢慢展开，随身体的吸气，天地自然之气通过毛孔进入自己的身体，随身体的呼气，体内的浊气通过毛孔排出体外。体呼吸可在腹式呼吸的基础上，随着身体对内气感觉越来越明显，而逐渐过渡应用，也可在练功之初即可应用，通过体呼吸培养身体对内气的体感。

（三）调神

调神包括两层意思：一是练功时对神的锻炼调控，即功内调神；二是平时生活中对神的锻炼调控，即功外练神。

1. 功内调神

生活中人的心神很难进入完全静定的状态，刚一闭眼，则种种画面进入脑海，杂念纷呈。有人比喻人的念头就像浑浊的河水一样，河水由浊变清，需要河水停止运动，也需要时间去慢慢地澄清。功内调神就是要在练功时将杂乱的念头复归平静，做到心如止水，如如不动。功内调神的方法主要包括意守、存想、入静等，不同功法尚有许多其他的方法，例如六字诀法，通过发声念字来排除杂念、诱导感受，调息法通过数息来排除杂念等，限于篇幅这里仅介绍常用的调神方法。

（1）**意守**：意守是指在纷呈的念头中，将意念轻轻放在某一事物或者部位上。意守首先可以斩断纷呈的念头，起到一念代万念的作用。其次，意守身体某一部位，又可起到调节身体气机的作用，例如意守丹田，可以使元气聚集于丹田部位；意守又可起到调节情绪、影响气机的作用，例如意守远山时视野辽阔，可使人心怀坦荡、气机宣畅；而意守松树给人以挺拔、肃穆的影响，使气机凝重、下沉。

意守与注意有共同之处，又有明显区别。注意是意识活动的指向与集中，其指向性使意识活动有选择地反映一定的事物，表明反映的对象和范围，其集中性使意识对被反映的对象产生明晰、深刻的认识，表明反应的程度。意守在指向性这一点上与注意相似，但在集中性上则大相径庭。养生功法锻炼中的意守虽然要将意识指向单一的具体事物，但不要求对所指向的事物产生明晰、深刻的认识，只要求有模糊的印象即可，因为意守的目的不在于清楚地认识对象的本质，而在于借助对象的单一性和感性特征以排除杂念和诱导感受。另外意守时的意念不可过重，意守时杂念会不时进入脑海，这属于正常现象，因为静是相对的，绝对的静是不存在的。此时不必焦虑或怀疑自己的练功状态，只需把意念拉回意守的事物即可，这就是所谓的似守非守。另外在功法练习时，意守与存想、入静之间可以相互转换，意守过程中，意识可能自动进入存想或入静的状态，此时跟随即可，不必强行将意念拉回意守的调神状态，即所谓的道法自然。

（2）**存想**：存想亦称观想，是对存在或不存在事物应用意念进行操作，起到排除杂念、调节意境、诱发感受的作用。存想与意守的区别一个在守一个在想，意守是将意念放在某一事物即可，而存想则需要对指向事物进行有意地想象、加工。例如体呼吸时观想全身毛孔张开，天地自然清气通过毛孔进入身体，就是应用了存想的意念操作；《诸病源候论》所载的医家养生功法，介绍了存想五脏光色以治病的技巧，在六字诀练习中，当体会不同声波振动不同脏腑的同时，也可存想脏腑被对应光团包围，以加强对脏腑的治疗作用。存想与意守均具有排除杂念，以一念代万念的作用，但存想在诱导感受方面远远超过意守。由于不受实有事物的局限，存想对象的设计和选择能够更加充分地考虑到诱导特定感受的需要，从而增进了诱导感受的针对性，也提高了诱导的强度。存想时有意念的主动操作，因此存想诱导感受的能力也远大于意守。此外，当存想的对象是存想者所崇敬的事物时，则可使练功者心神安定，这又会大大加速诱导感觉的过程，加深诱导感觉的强度，从而更快地进入养生功法练习境界。

（3）**入静**：入静是逐渐消除一切思维活动的心理过程。应注意消除思维活动并不等于消除意识活动，意识活动中除思维活动外尚有其他内容。入静是养生功法练习所追求的调神状态，入静后形、气、神不受外界干扰，和谐统一，此时对身体的自动调节作用最强。对于养生功法初学者，入静一词难于理解，这里可以用睡眠状态来比较，睡眠状态时对外界的环境完全不知，但此时意识并不是完全空白，睡眠态下的脑电波动也说明大脑仍会工作，但处于相对安静状态。入静后身体对外界的刺激会变得迟钝，甚至可能听不到外界的响动，即所谓的神不外扰，但与睡眠不同的是，此时意识仍然清晰，所谓的一点灵光就是指入静后意识的清晰。意识活动也仍然存在，意识会如同人的梦境，模糊而清晰。待进入入定状态后，则脑电波波动进一步减小，如同人的深睡眠一样，但意识始终是清醒的。

2. 功外练神

有些人在安静、舒适的环境练功容易入静，很快进入练功状态，但一旦环境改变，则很难进入状态。《脉望·卷六》提出："静处练气，闹处练神。"即是指在安静、舒适的环境，心神易于平静，此时容易进入形、神合一的养生功法练习境界，适宜于练功培育元气；而在嘈杂的环境练功，心神容易受扰，此时练功的主要目的在于锻炼自己的心神，使之不易受外界干扰。还有些人在练功时能够保持心神安宁，但在生活中稍遇困扰、挫折与不平则很容易生气动怒、沮丧哀怨，影响体内气机运行，从而影响身体健康。它山之石，可以攻玉，只有处理好生活中的杂事，练功时才不容易产生杂念，很快进入状态。功外练神主要包括老师指导、理论学习与生活中调神三个方面。

（1）**老师指导**：养生功法是形、气、神三位一体的形神锻炼技术，调神是该技术的核心，任何技术的学习都需要老师的指导，养生功法调神更是如此。人的心理变化十分微妙复杂，不同的人练功时心神的变化千差万别，所谓"当局者迷、旁观者清"，往往最难认识的正是自己，一个人认识自己的缺点并主动从自己的心理误区中走出是非常困难的，这就需要老师的指导。古代养生功法修炼强调师父的临炉指点也是这个道理，而且师父练功到达一定境界，在养生功法调神中必有许多宝贵的心得体会，通过老师指导可以使学习者少走很多弯路。这就需要养生功法学习者要充分信任教功老师，敞开心扉，交流自己在练功中的困惑、体会，写练功日记并定期发给指导老师也是心理交流的一种有效方式。

（2）**理论学习**：养生功法调神是一门技术，更是一门学问，需要在系统学习的过程中提高自己的认识高度，对养生功法调神具有事半功倍的作用，主要涉及学科包括东西方心理学、古典与现代哲学以及诸多古代修炼著作。养生功法调神主要在于调节练功者的心理变化，因此东西方心理学是养生功法调神需要掌握的基本知识储备。哲学可以提高人的认识高度，提高对世界认识的水平，哲学著作充满了人生的哲理与智慧，只有提高对世界的认识水平，才能真正做到内心平稳淡定，处事不惊。无论中国古典的老子、庄子哲学、诸子百家，还是西方的诸多哲学著作都可以为养生功法调神带来极大的帮助。历代养生功法修习者在养生功法练习中积累了宝贵的经验，多读经典的养生功法修习著作，对于养生功法调神同样非常重要。

（3）**生活中调神**：读万卷书，行万里路。任何知识都不能代替实践，调神更是如此。每个人在成长的过程中，逐渐变得成熟稳重，生活的磨难和挫折最能锻炼自己一颗坚定的心。因此养生功法练神就不能因追求神静而一味避世脱俗，使自己的心灵变得脆弱，而应该有一种积极向上的心态，遇事迎难而上，在困难面前历练自己的一颗如如不动之心。生活中的心理变化最为丰富精彩，每个人每天都会遇到各种各样的问题，产生各种积极与消极的情绪，在不良情绪产生时，积极反省自己，通过与他人沟通、学习来认识到自己的不足，调节自己的心态，这是任何学习也不能替代的，因此养生功法调神要注意在生活中检查、调节自己的心态，通过生活历练自己的心神。

二、练功反应与偏差

无论是养生功法初学者还是练功日久者，都应正确认识练功反应，以中医基础理论知识为指导，科学地理解练功中出现的各种反应。正确区分练功反应与练功偏差。

（一）练功反应

练功反应是指因练功而引起的特殊自我感觉和身心变化。随着练功状态的逐渐深入，体内元气逐渐充足，身体会出现明显的练功反应。比如，练功时元气首先汇入丹田，尤其是下丹田，因此练功日久，首先会感觉到下丹田有温热的感觉。丹田气足则流向人体经络系统，以及人体的十二经脉、奇经八脉，甚至整个经脉系统、络脉系统等，身体会出现气通经脉、气冲病灶等特殊反应，表现为练功时不舒适、旧病复发等反应。身体隐患、劳损部位会出现明显不舒适，这都属于正常现象。但是很多人不能区别练功反应和真正身体的不适，这时不仅需要科学的身体指标检测，还需要有经验的指导老师的指导，过去叫做"临炉指点"，即练功时师父必须监护指点。

常见的练功反应包括动触反应、排毒反应、疏经通络反应、气冲病灶反应、功能改善反应等，是练功过程中出现的身体自然反应。练功反应出现后，要不惊不乱，不急不躁，保持心态的宁和，方可逐渐进入更高的练功境界。

1. 动触反应

《童蒙止观》中记载了十六触反应，包括"动、痒、凉、暖、轻、重、涩、滑"八触，以及复有八触"掉（动摇）、猗（修长）、冷、热、浮、沉、软、坚"，合称"十六触"。在这里，借用动触之名，也泛指在练功过程中出现而在平时不常见的种种感觉。

动触中热感最常见，其次为肌肉的跳动感，另外本体感觉的模糊化以致消失也较为常见。练功过程中，有人会感觉自身高大或者变小，甚至有时身体局部位置感会消失。

练功过程中，动触的感觉常常从一点或者局部产生，逐渐向四周扩散。这种反应表明机体气血开始通畅，引发局部感受性增强，也是机体进行自我调整的一个过程。例如身体发热，或某部位发热者，是体内阳气生发的表现。对于身体出现的动触感觉，一不好奇，二不追求，应当任其自生自灭。往往大部分练习者，在出现身体反应后，或者惊慌失措，或者大喜，或者联想翩翩，这些都会影响练功境界更上一层楼。

2. 排毒反应

汗、吐、下、和、温、清、补、消属于中医治疗八法。其中汗、吐、下的方法，通过体内物质的排出，将病邪排出体外。养生功法练习过程中，随着练功的深入，身体元气充足，免疫力明显增强，身体对外邪的抵抗能力也极大增强，这时机体会出现自我调整现象，出现自然的排毒反应。以前存留于体内的外邪会由于正气的增强而逐渐迫其外出。功法练习过程中的排毒反应表现形式多样，练习者出现排毒反应时，身体往往会出现不适反应，此时应观察身体的整体变化，并观察随着时间的变化身体的变化，若此时自感精力充沛、睡眠良好、面色、舌象均正常，则应继续观察，一般身体不适现象会很快减弱或消失，则此时不属病态。

例如对于体寒者，或者局部寒气留存者，例如宫寒、手脚发冷等。练功中可能会出现全身异常发冷或局部异常发冷的现象，例如突然感觉全身发冷，盖被才能缓解，或者小肚子发冷、手脚发冷等。这时可能是身体自然出现的排除寒气的表现，寒气从体内慢慢排出，就会出现身体发冷，这是身体正气增强，抵御寒邪过程中自然出现的现象。在练功过程中，有些人会突然出现大汗淋漓的现象，其实发汗也是体内邪气排出的一个途径，练功中突然出汗很多，但无其他明显不适，一般是体内邪气随汗而出的表现。还有一些练功者，存在肺系疾患，或者属于过敏体质，练功时会出现皮肤明显发痒，甚至皮肤表面出现红疹等皮肤过敏现象。肺开窍于皮毛，这一般是肺之邪气外排的表现，经过几日或多日练功皮肤的红疹就会慢慢消失，有时停止练功后皮疹也会慢慢消失。皮肤表面发痒也可能是微循环增强，毛孔张开的表现，此时微循环增强会加速皮肤表面垃圾的清理，很多人皮肤会变的光滑，甚至皮肤表面斑块消失的现象。对于皮肤发痒或皮肤出疹，切忌抓挠，因为抓挠会影响微循环，影响皮肤表面的排毒反应。也不建议立刻使用止痒或抗过敏药物。当然，在养生功法练习过程中，身体还会出现其他各种排毒反应，例如咳嗽、排痰增多、舌苔变黄、口臭、放屁增多、排便增多、尿黄等各种身体反应，这都可能是体内毒、邪外出的表现，练习者此时应根据自己身体的整体反应进行判断，最好能有指导老师的指导。

3. 疏通经络反应

人体存在经络系统，人体经络是运行气血的通道，气运血行，血液主要在有形的血管内流动，人体之气（炁）则主要流行于无形的经络系统之中。练功日久，随着练功状态的深入，人体元气逐渐充足，经络之中的人体之气就会变得更加充盛。此时在练功时可能会有气运行于某一经络的感觉，最明显的就是气运行于任督二脉某一位置的感觉。这里需要注意的是，人体经络系统本身就是疏通的，只不过随着精气的充足，更加充盛而已，所以打通任督二脉之说，是形象的表述练功时精气在任督二脉更加充盛时人体有所感受，并无多少神秘可言。科学练功，就是要科学解释练功中出现的各种反应，避免用封建迷信的思想去臆测练功反应。练功过程中还会出现各种各样疏通经络的反应，例如有时感觉某部位有物体流过的感觉，脑部有突然清灵轻松的感觉，印堂部、太阳穴、膻中穴、命门穴等各处发胀的感觉等。

4. 气冲病灶反应

气冲病灶反应一旦出现，一般人因为不能与身体正常疾病反应相区别，会产生对身体状况的担心。例如有些人有腰肌劳损或腰椎疾患，一旦出现气冲病灶反应，腰部会剧烈疼痛，甚至疼痛如折，此时练习者往往怀疑是因练功导致疾病加重，而停止练功，甚为可惜。此时鉴别的要点是：腰痛反应练功时加剧，练功停止后减轻；且练功时并无剧烈运动，也无过度的腰部活动。此时应坚定练功去病的信心，当然老师的指点与判断也很重要，必要时可采用腰部肌肉推拿放松的方法，但推拿力度一定要轻，以放松肌肉紧张程度，缓解肌肉劳损为主。

气冲病灶反应的表现多种多样，最常见的是翻病现象。例如有头痛史的患者，练功时可能会头痛加重，有过腿伤的患者会出现腿部不适，有胃部疾病的患者会出现胃疼加重等各类反应。出现翻病现象时，也以练功时症状加剧，停止后症状减轻为主要判别依据。此时如能耐受反应可加强练功，通过练功彻底除去病根，使慢性疾病得到彻底康复。

5. 功能改善反应

长期的养生功法练习，人体的气血会变得更加充足，免疫力增强，循环系统尤其是微循环系统有明显改善，皮肤会变得更加光泽、细腻，有些老年斑、皮肤皱褶会自然消失。消化系统功能也会明显改善，如唾液增多，脾胃功能增强，胃肠蠕动加强等。口中唾液，古代养生功法练习者称之为"金津玉液"，既能益胃，又能补肾，可分几口咽至下丹田，起到添精益肾的作用。脾脏功能增强，有些人会不再过度肥胖，胃口改善，湿气体质得到改善等。此外，其他功能改善表现有：睡眠更加香甜，抵抗力增强，不易感冒，不再怕冷，毛发增多变黑，指甲生长迅速等等。

（二）练功偏差

练功偏差也称走火入魔。"走火"是道家修炼术语，即因火候（主要指意念）过重而出现的身体不适，入魔是对入静后出现的幻觉信以为真。因此练功偏差就是由于意念过重引起的身体不适，或对入静后出现的幻觉信以为真。表现为各类严重的身体不适，以及胡思乱想等精神不适。

练功偏差出现的原因，一般是由于心情过于急躁、大怒、受惊、主观臆想等心理原因造成身体各类不适。迷信思想严重者、有精神病史者，练功时易出现练功偏差。这类人往往不能正确认识练功反应，对练功反应以不科学的，甚至迷信的思想去理解，久而久之，就会严重影响自己的身心，身体会因此出现各类不适。也有个别练功者错误地理解、解释练功反应，造成走火入魔，这些都属于严重的练功偏差。

有时练习者出现练功偏差并不能自知，有时练习者会把练功反应当作练功偏差。正确认识练功偏差就需要学习养生功法的系统理论知识，在练功时必须有老师的及时指点。一旦出现练功偏差，身体不适时，此时应注意调节自己的情绪，或者停止练功。练功偏差调节重在调节心理状态，同时不能耐受时应进行推拿等手段，减轻身体不适。

第三节　养生功法教练体会

一、如何练好养生功法

养生功法并不神秘，只要用心学习，必然会有收获，但是有些人学了很多年养生功法，却并没有入门，究其原因，在于对于养生功法练习的关键点把握不清，走了很多弯路。

（一）入静

练习养生功法，特别强调放松入静。达到高度入静的状态，就能跟天地自然的先天之炁的运行规律同步，同步的频率越接近，则效果越好。所以首先要练习入静，不但身体要放松，心更要静下来。如何使心静下来？古代功法大师们想出各种办法来帮助初学者入静，比如结手印、数息、念咒、听音乐等等，让你暂时忘却烦恼而进入放松入静的状态。

（二）当面传授

好多人认为自己的自学能力很好，因此在书上和网络上寻找各种资料自学，可是养生功法和其他学科不同，必须当面传授。一是因为养生功法有各种不确定的东西，网络和书上等说法不一，自学者难以辨别；二是养生功法要调心，调心之法需要指导，明师往往会根据学功者的实际情况随时进行指导变通，不可能千篇一律的只用一种方法。所以说自学十年不如明师教导十天是有道理的，当然要明师指导而不是名师，光有名而不明道理的老师是伪师。且养生功法之理是欲速则不达，只有耐心学习才能有成，下面这则故事就充分说明了这一点：

有一位少年，到山上请一位异人传授剑法。

少年： 师父，假如我努力学习，需要多久才能学成？

师父： 也许十年吧。

少年： 家父年事渐高，我得服侍他，假如我更加努力学习，需要多久才能学成？

师父： 嗯，这样大概要三十年。

少年： 你先说十年现在又说三十年……我不惜任何劳苦，一定要在最短的时间内学成。

师父： 这样得跟我学七十年才能学成。

后语： 急功近利的人多半是欲速则不达，"平常心是道"正是这个道理。

（三）意守丹田

意守，一般人从字面理解意守丹田，以为想着丹田就是意守了，这种理解是不妥的！因为练功主要是练心，练功里面的意守不是用大脑守，而是用心去守。举个例子说明大脑守，比如今天 15 点要坐车出门，那么我们只要用大脑记住这个时间，到时提前出门免得误了上车，这个就是大脑守。那么，如果你在练功时也这样想着丹田这个位置，想得久了就会出现头昏脑涨的情况，长期练下去，有些人就落下头疼的毛病，这就是意守错误的不良后果。再来说心守，比如恋人或者亲人出了远门，但是一直没有消息，于是我们就会心里惦记，这里就是心在起作用。那么意守丹田，就是用心去惦记丹田部位，其实用惦记这个词也没有完全表达意守的本意。下面这个禅宗典故也许能说明意守的意义：

有一次大梵天王在灵鹫山上请佛祖释迦牟尼说法。大梵天王率众人把一朵金婆罗花献给佛祖，隆重行礼之后大家退坐一旁。佛祖拈起一朵金婆罗花，意态安详，却一句话也不说。大家都不明白他的意思，面面相觑，唯有摩诃迦叶破颜轻轻一笑。佛祖当即宣布："我有普照宇宙、包含万有的精深佛法，熄灭生死、超脱轮回的奥妙心法，能够摆脱一切虚假表相修成正果，其中妙处难以言说。我以心传心，于教外别传一宗，现在传给摩诃迦叶。"

这典故就是禅宗很著名的《拈花微笑》，一般人也许并不知道这到底讲的什么，如果多了解禅宗方面的资料，应该明白禅宗的宗旨是：不立文字，教外别传，直指人心，见性成佛。就是说只要修好你自己的心，佛（本义为觉悟）就在你的心中。

调心是修炼功法的首要，调心无法用语言直接讲得明白，常用借用、比喻等修辞方法来启发学功者，也需要个人的悟性。所以初学者需要多看禅宗典故等方面的资料，以启发心性。禅机佛理是调心的最好良方。

另外，从心理学角度讲，意守是用潜意识来完成的。意守可以理解为识神退位，元神显现。识神相当于现代心理学的显意识，元神相当于现代心理学的潜意识。我们练功就是要让显意识退出我们的思维，让潜意识出来练习。怎么让潜意识来做意守的事情呢？这就需要在练功中仔细感悟了，所以练功讲究悟性，这悟性是边练边悟的，光靠想是想不出来的。

二、初学者注意事项

首先，练功是一种需要长期坚持的自我心身锻炼方法，也就是说学习功法时要循序渐进，不能急于求成。另外，养生功法不可以包治百病，患者不能因为练功而完全放弃其他治疗手段。功法既有它的适应证，也有它的局限性。有的病可以功法疗法为主，有的病只能以功法疗法为辅。练功过程中要发挥自己的主观能动性，对练功时尤其是学功初期出现的种种困难要有充分的思想准备，并积极地去解决这些问题。

其次，应找合格的功法医师指导入门。这样由于方法得当，可以少走弯路。另外，有功法医师指导，能防止偏差或发生练功"走火"现象。

其三，初学者要根据自己的疾病种类、病情轻重选择适合自己的功法，辨证施功，方可见效快。一般说来，各功法都有相应的适应证。某些功法对某些病的疗效更好些，选择对了，可以收到事半功倍的效果。例如病重老人可选卧功、坐功，病轻者可选站立、行走的功法，老年人可选养功法，不同内脏的病变，也可选用相应的加强内脏功能锻炼的功法。

一般说来，选好功法后，就应潜心练习，不宜同时练多种功法。如果朝三暮四，几种功法同时练习，会互相影响，影响练功效果，容易出偏差。

另外，时间的安排要根据自己的身体、工作情况灵活安排；练功环境要安静，空气要清新。练功期间性生活要有节制，尤其是重患者更要注意。妇女经期练功时间不宜过长，暂停运动量大的功法，不要意守下窍，也不要向下体引导过多的意念活动。

最后，要科学地安排生活，疾病的痊愈、疗效的巩固和健康的保持，有赖于许多因素，除坚持练功外，还要注意精神方面的修养，科学合理地安排生活和其他治疗方法的配合使用等。

三、练功注意事项

（一）练功前

1. 做好练功的思想准备，使情绪安定下来。

2. 周围环境要保持安静。

3. 练功前，光线要调整好，不可光线太强，避免刺激双目。空气要流通，但须避免直接吹风。

4. 如有较明显的局部疼痛等不适影响练功，可先采取一些对症治疗措施，使症状缓解后，再开始练功。

5. 练静功时，应事先准备好床和椅。床一般用木板床为宜，易固定身体，不摇晃。坐椅要高低适宜，使双脚平行接触于地面，臀部下面一般要加软垫或毛毯等，以利久坐而不易疲劳。

6. 练功前先排出大小便，以便舒适入静。

7. 练功前要宽衣松带。练功服装以宽松为宜，除去手表、眼镜等饰物。

8. 练静功前，可先做几节保健功如叩齿、练舌、摩腹等，可以帮助集中思想。

（二）练功中

1. 练功中如杂念过多，无法排除时，可暂停练功，活动一下身体或做几节动功，以帮助排除杂念，待杂念减少后再练功。

2. 对练功中产生的各种特殊感觉，随其自然出现自然消失。对某些感觉有疑惑时，可于练功结束后向功法指导人员反映，以求答疑解惑。

3.如练功中突然发生巨响，切不要惊慌。若练静功，可暂停练功；若练动功，镇静一下，可继续练原来的功法。

（三）练功后

练功结束时，练静功者由静到动，练动功者由动到静，都要有"收功"的缓和过程，不可突然停功，以免感觉不适。

具体做法是：先做全身恢复正常活动的思想准备，一般 1~2 分钟。然后慢慢地睁开眼睛，活动一下肢体，两手心相对揉擦，待两手擦热后由头面至颈至腹，做一次全身按摩，再转入正常活动。

四、多种功法混练的弊端分析

功法是中华民族的瑰宝，在中国已有几千年的历史。因其历史久远，在功法传承的过程中，形成了许多流派，每个流派又有许多功法，功法的多样性是中国功法悠久历史的见证，但是也给功法初学者带来了选择上的难题，到底该学习哪种功法。有些学习者就选择了一个捷径，多处学习，掌握很多练功方法并同时练习，取各家之长之意，但是从练习的角度来看，同时练习多种功法却并非明智的选择。下面我们就分析一下功法混练的害处。

（一）不同功法流派，指导思想不同，练功目的不同

不同功法流派，虽有共性，都是调身、调息、调心三调融为一体的心身锻炼技能。但由于其指导思想不同，练功目的截然不同，如佛家功法与道家功法，其练功的最主要目的在于修心，达到明心见性与体悟大道的目的，但道家功法讲求"性命双修"，既重视心理的修炼也重视身体的修炼，佛家功法则注重"修心开悟"，较忽视对身体的修炼。武术功法则注重强健肌肉与筋骨，加强技击与抗击打能力。儒家功法较强调其治国安家平天下的功用。医家功法则注重功法的养生治病作用，由于人体心身合一的属性，身体的健康离不开心理的健康，因此佛家功法与道家功法功法多被医家功法借鉴，而由于道家功法身心双修的作用，道家功法在医家功法中的应用最多。在长期的历史发展传承过程中，这些功法由于练功目的的不同，逐渐形成自己的独特修炼特点与理论基础。初学者同时学习几种功法，会出现思想上的自相矛盾，不知如何取舍，易造成练习时心意不坚，影响练功状态的进入，不能深入理解功法练习的精髓。

（二）不同功法，练习方法截然不同

不同流派的功法，由于练习目的不同，其练习方法截然不同。以武术为例，古人练习武术的目的主要在于强健体魄与技击，练习方法中会有很多强健肌肉与技击的要求。比如站桩，要求下盘要稳，两脚趾抓地，两膝微屈，重心

前倾，双手抱球以锻炼手臂的力量，且武术一般睁眼练习，也是为技击服务。而养生功法要求放松全身，练功时闭眼，利于杂念的排除。许多老年人练习养生功法，保持武术站桩的姿势，严重影响练功效果，也易产生许多杂念，久而久之则会全身难受不适，最终无法长期坚持练习。

另外，相同功法也有不同流派，不同流派练习方法也有差别。如果学习了不同的练习方法，在练习功法时会不自觉地费心思挑选已经学会的练习方法，而这种挑选会使内心失去平静而影响练功效果。所以功法初学者一定要认真了解要学的功法，掌握功法原理，切记不要几种功法都练习，这是功法练习的大忌。下面这个故事可以形象说明这个道理：

一个云游四方的赤脚僧人，一天夜里，他刚刚翻过一个山坡，看到又圆又亮的月亮挂在深蓝色的天穹当中，这幅景象美极了。正当他欣赏完美景，转身继续赶路时，忽然发现，在山脚下的村落里，有一户人家的屋顶上被一个巨大的光环环绕着，太明亮了，就像是在地上的月亮一样，而其他人家只散发出微微的烛光。于是这个赤脚僧人便想过去看看是怎么回事。他来到这户人家外面，透过门缝往里看，原来是一位老妇人在非常用心地念经。这时他心里不免有些惭愧，没想到在寻常百姓家里竟然有如此虔诚的人，正是她的这种虔诚有了应验，才使得房子周围光环四绕。正当赤脚僧人想离开时，他无意间听到这位老妇人念错了一个字，"唵嘛呢叭咪吽"中的最后一个字"吽"应该念"hong"，但是她读成了"牛"。和尚心想，哎，要是把这个字念对了，那就更完美了。于是，和尚敲了敲门，老人一见是高僧，便很敬重地要请他进屋喝茶。和尚说，不用了，只是有件事要跟您说一下，刚才我听到您在念经，念的非常好，只是有一个字念错了，那个"唵嘛呢叭咪吽"应该念"吽"，不应该念"牛"。老人一听，顿时感激涕零，说，自己念了一辈子了，竟然不知道念错了，自己的孩子都当兵作战去了，自己只好在家里为他念经祈福，幸亏有大师指点，要不然可就不灵了。和尚看着老妇人把音改过来之后继续去念经，感觉自己做一件功德无量的事，很是兴奋地就离开了。待到他走回山坡时，他心想，这时候的光环应该更大更亮了吧，于是他回头看了看，只是眼前的场景令他惊呆了。老妇人家的光环消失了，从远处看过去，只能看见村子里零星的灯火。赤脚僧奇怪极了，于是再次走到这户人家门口。只是他发现，那位老人家每一次念到"吽"就会停一下，音倒是念对了，好像总是感觉不通顺的样子。和尚这是顿悟到自己做错了，于是他再次敲开了老人家的门，对她讲到，其实他刚才是在开玩笑的，那个字就应该念"牛"。老人家这才面色轻松下来，把悬着的一颗心放下了，说，怪不得总感觉不通顺呢，原来那么念是对的。看着老人家的恢复了原初的状态，赤脚僧再次戴上斗笠赶路，当他走上山坡再次回头张望时，他发现这时的光环比最初他见到的还要大。此刻他平静了一下自己的内心，会心地笑了。

（三）不同功法，练习效果不同

不同的功法，由于练习目的或练习方法不同，会产生完全不同的效果。例如意守丹田，有些功法要求意守下丹田，有些功法要求意守中丹田，有些功法要求意守上丹田。意守不同部位，则会产生体内气机的不同运行，如果今天意守上丹田，明天意守下丹田，久而久之，体内经络运行就会自行冲突，最终不仅不能达到原有功效，还可能产生副作用，影响身体健康。就比如我们吃上海菜，会欣赏上海菜甜甜的味道，但同时吃麻辣烫，则会使我们大倒胃口。

（四）功法练习精髓，重在练功状态

功法练习的根本在于安静放松，要保持一颗纯净的、平静的心，彻底忘掉名利，去除杂念，进入高度的放松状态。如果内心极度平静，功法就不再重要，只要进入高度入静的练功状态，最终会达到练功的最佳状态。所谓大道至简，知其要者，一言而终，不知其要，流散无穷，功法只是一个载体，明白练功原理及进入练功状态才是练功的重要点。

所以我们学习功法不应把追求功法作为我们练功的目的，而是应该搞清楚练功的真正目的，根据自身的情况选择适合自己的功法，并坚持长期练习，在练功过程中积极思索功法原理，明明白白练功，而不是一味地追求多学几种功法。

五、关于医疗功法规范发展的思考

医疗功法是功法与医学的结合，历代医家大都将功法视为治病养生的重要手段。自新中国成立以来，医疗功法事业发展迅速，并在 20 世纪 50 ~ 60 年代、70 ~ 90 年代形成了两次医疗功法发展的高潮，积累了大量医疗养生功法、养生康复的宝贵经验，医疗养生功法对各类疾病的养生康复效果也得到了进一步证实。进入 21 世纪以来，国家加强了对医疗养生功法的规范化管理，并先后颁布了《健身气功管理暂行办法》和《医疗气功管理暂行办法》，成立了医疗气功考试委员会，这些都标志着养生功法事业进入了规范管理、健康发展的时期。但还有许多问题需要解决，现提出我的思考意见，供大家参考。

（一）明确医疗养生功法的概念、目的、方法

医疗养生功法是将养生功法于医疗康复结合在一起的功法，其目的是治疗疾病、强身健体。养生功法种类繁多，但"三调合一"境界才是医疗养生功法教授及学习的重要内容。衡量养生功法水平高低应以三调（调身、调息、调心）合一境界为标准，可以在一调为主的基础上，锻炼三调，最终达到三调合一的境界。

三调合一状态的进入有两种基本方法。第一种是合并法。首先调身、调息、调心分别练习，熟练之后慢慢协调，直至三调合一。第二种方法是引申法。先选调身、调息、

调心中任何一调练习至极致，而后引导出三调合一的境界。第二种方法记住是以三调中一调为主，并不是只有其中一调。例如以调息为主的功法，对姿势必有一定的要求，在心平气和的时候效果会更好，姿势和心情的操作就属于调身和调心的范畴。以动作为主的功法，一般都会配合呼吸，而且也必然要求在心情平静时进行练习。

（二）掌握正确的功法要领

1. 调身

三调之中调身是指身体动作及姿势的练习，水平高低容易判断，练习方法也最易掌握，只需坚持不懈的练习就能掌握其要领。

2. 调息

调息是调控呼吸的练习，包括对呼吸形式和气息的练习，调息不如调身直观易懂，但通过耐心地讲解和不断的练习体会，也较易掌握其要领。

3. 调心

三调之中最不直观、最不容易掌握的是调心练习，无论何种功法，练功时杂念很多、心烦气躁的人是很难进入三调合一状态的。相反杂念很少、心平气和的人则较容易进入状态，由此可见调心在养生功法锻炼中的重要性。医疗养生功法调心的目的有两个：其一，引导出三调合一的功法境界；其二，调整心理，树立正确的人生观和价值观，对社会、自然有一个健康、客观正确的认识。医疗养生功法练习的最终目的是增强体质，强身健体，而心理健康也属于健康的一部分。养生功法练习调心的第二个目的就是要使练功者有一个健康的心理，积极向上的心态。

4. 抵制错误引导

存想是调心的一个主要方法。存想是在入静的条件下，运用自我暗示设想某种形象，以集中意念，由心理影响生理，达到治疗养生的目的。应注意不要使练功者进入宗教崇拜、个人崇拜、偏听偏信，或其他错误思想的误区。当存想的对象是存想者所崇拜的事物时，会加大引导感觉的过程，加深引导感觉的强度，从而更快进入三调合一的意识状态。有些教功者给学功者树立错误的崇拜对象，一般练功者只有相信这些崇拜的事物才会产生练功反应。这样虽起到了存想的调心效果，对进入三调合一的境界有帮助，但对练功者的心理健康发展是有害的，会使其产生对社会、人生的错误认识，甚至影响其正常生活。练功达到一定水平后，这种错误的认识会阻碍其练功境界的进一步深入，出现各种练功出偏现象。这种现象的存在也正是目前养生功法事业受到阻碍的一个主要原因，需要大家一起坚决抵制这种错误认识，正确认识养生功法练习调心，达到治病养生的目的。

（三）建立医疗养生功法的综合评价指标

医疗养生功法是以功法为载体，进行三调练习，最终进入三调合一的养生功法练习状态。医疗养生功法锻炼水平的高低，也是以三调水平、进入三调境界的深度为评价指标。

三调中调身水平直观可判，气息操作水平可以通过检测并记录呼吸运动曲线来直接评断，但对呼吸形式、调心以及进入三调合一境界深度水平的评判却难以直观判断。也正是由于养生功法锻炼调心、调息及三调合一境界的这种内在性，目前尚未建立对其操作水平评价的综合客观指标。动功功法目前主要以动作的标准、舒缓等作为养生功法锻炼水平的评价指标，而未考虑练功者是否进入三调合一境界，我们必须认识到这种评价指标的片面性，因此建立合理的养生功法锻炼水平综合评价指标就显得非常重要。

内在性的行为虽不可检测，但我们可以通过内在性行为的外在效果来间接判断该行为的操作水平，这也正是导师刘天君教授提出气功实验双向设计、关联检测、相互释义的原因。关于养生功法锻炼的操作效果最简单易测的就是养生功法生理、心理效应。我们可以通过对练功者练功前后及练功过程中呼吸、心率、脑电、内分泌以及心理等各方面建立检测指标，来综合检测练功效果，从而间接评判练功水平。

（四）建立医疗养生功法师考核指标

医疗养生功法不同于其他养生功法，练功的主要目的是治病、养生康复及健康长寿。因此教功者不仅需要正确理解医疗养生功法概念，掌握特定功法以及三调操作要领，还需要具备医学基本知识，以判断练功者是否适合某种功法锻炼、练功效果如何等。因此对于医疗养生功法教授人员的考核应该是综合的，本人认为应包括至少以下几个方面

1. 了解基本医学理论知识。

2. 深入理解养生功法概念、原理及掌握三调操作理论知识。

3. 具有长期练功实践，能够进入三调合一养生功法练习境界，对三调操作有深入的认识和理解。

4. 具有正确的人生观和价值观取向，对自然、社会具有客观正确、积极向上的认识，无个人或宗教崇拜、无迷信思想、不偏听偏信。

5. 具有一定表达及交流能力，能将功法及三调操作要领讲授清楚，能耐心认真指导练功者练功。

（五）加强医疗养生功法教授人员队伍的建设

由于中国养生功法历史悠久，功法众多，不同功法的练习目的是一致的，就是要进入三调合一的养生功法境界。功法只是三调操作的载体，任何功法，只要掌握了三调操作要领，加之在老师指导下长期坚持不懈的练习，一定能取得较好的练功效果。因此三调操作及其境界的形成才是养生功法锻炼的最重要内容，而学习各类功法的多少在于其次。加强对医疗养生功法教授人员资格考察的一个重要

指标，就是该功法教授人员能否进入三调合一境界以及进入该境界的深度。任何功法的教授者，对于三调操作特别是调心、调息操作没有深刻地认识，不能深刻领会进入三调合一境界的心得，将很难引导学习者进入养生功法境界，取得良好练功效果。因此对于医疗养生功法教授人员资格的认证一定要严格把关，宁缺毋滥，在发展初期，不能追求教授人员数量的多少，而要严格保证其对养生功法的认识水平，三调操作水平以及养生功法教授水平。

（六）讨论

中国已逐渐进入老龄化社会，各种老年病、慢性病逐渐增多，治未病正在成为大家的急切需求和医疗的重要手段。医疗养生功法不仅可用于已有疾病的治疗，还可用于各类疾病的辅助治疗、养生康复等。学会医疗养生功法之后即可自行锻炼，达到治病保健的目的，可以说医疗养生功法是治未病的最好方法。因其良好的养生治病效果，国内曾两度掀起了功法锻炼高潮。但是由于缺乏规范管理，缺少有效地综合评价指标，功法教授水平参差不齐，甚至一些人以教授功法为招牌，在功法调心上误导大众，宣传迷信，搞个人崇拜等，严重扰乱了医疗功法发展的秩序，使很多学习者得不到应有的调病养生效果，破坏了医疗养生功法的目的。因此我们应将治未病的有效手段、中华民族千年流传的瑰宝——医疗养生发扬光大，建立更加合理有效地规范制度，使医疗养生功法更好地为广大人民服务。

第四章

限食疗法基本知识

限食疗法在欧美许多国家以及新加坡、泰国、日本等国正在成为一种时尚，被认为是一种『绿色』的自然疗法。英国BBC电台制作的纪录片『限食与长寿』，记录了Michael关于限食与长寿关系的调查结果，认为适当限食可提高健康水平。国内外的研究也表明限食疗法可以延缓衰老，延长生命周期，提高人体许多功能指标等。目前国内限食疗法的临床研究已经起步，并取得了可喜的进展。

第一节 限食疗法概述

一、限食疗法的定义与分类

顾名思义，限食就是限制饮食的意思。限食疗法，就是在一定的时间内，限制热量摄入，达到治疗疾病的目的。限食疗法是回医的特色疗法，在西方医学与中国传统医学中亦有类似治疗方法。根据限食时间的不同，限食疗法又分为长期连续限食疗法、短期连续限食疗法、间隔一定时间重复进行的限食疗法等。根据限食期间热量摄入量，限食疗法又分为低热量限食疗法与极低热量限食疗法。有学者将极低热量限食规定为每天热量摄入 800kJ 以下，低热量限食规定为每天热量摄入 1200kJ 以下，这个热量摄入的设定未考虑不同人种体质及不同个体基础能量消耗的差异。回医限食疗法对每天饮食热量摄入没有严格规定，根据实践应用经验，7 天以内的极低热量限食疗法每日热量摄入量多在平均 300 ～ 500kJ 范围。短期连续限食疗法的限食长度为 2 ～ 14 天，多采用极低热量限食方式。长期连续限食疗法限食时间延长，考虑患者耐受性，一般采用每日热量摄入 800 ～ 1200kJ 的低热量限食方式。间隔一定时间进行的限食疗法一般间隔时间为半日或一日，例如间隔几日限食一日、隔日限食、日间限食等，可增加限食疗法的安全性。传统的回医限食疗法为间隔一定时间重复进行的日间限食疗法，但由于打破进食规律，极易引起胃肠道不适，根据治疗需要，目前短期连续极低热量限食疗法临床较为常用，例如7天以内每日300～500kJ热量摄入的短期限食疗法。

二、限食疗法的特点

（一）整体性

限食疗法是以改善整体功能状态，提高整体健康水平为目的的治疗方法。一般治疗方法，都需要先明确诊断病情，然后根据疾病状况进行针对性的对症治疗。限食疗法的治疗是建立在整体调节的基础上，治疗方法简单而有效，是属于宏观调控的整体疗法，限食疗法有其优势病种，但是其治疗效果是建立在提高整体健康水平的基础上，是一种整体疗法。

（二）主动性

回医限食疗法是在医生指导与身体指标监控条件下，患者以自我感受为主体，调节自身饮食，以达到治疗疾病的目的，是一种以患者主动性调控为主的治疗方法。在数千年的医学发展史上，无论何种疗法，起主导作用的是医生的技术和药物的作用性能，患者总是被动的接受治疗，听从医护人员的安排。回医限食疗法治疗过程中，医护人员起到辅助作用，对自己饮食食物的调控主体是接受限食的患者，患者可根据自身实际感受在一定可选范围内自主调控自己的饮食，并达到治疗疾病的目的，医护人员起到的作用只有指导与指标监测。

（三）经济便利性

回医限食疗法治疗过程中，只需按照医护人员的建议控制自己的饮食，并定期监测各项生理生化指标即可。与其他疗法相比，不需要医护人员专门的治疗，也不需购买专门的医药用品，成本十分低廉，操作方便，但是效果确切，因此经济、便利是回医限食疗法的一大特点。

三、国内限食疗法研究

楼瑛等人从 1992 年初采用日本东北大学九屿长谷川等绝食疗法的标准方法，针对病情较重的选择 30 例进行了绝食疗法，临床疾病类型：抑郁性神经症 9 例，抑郁性焦虑症 7 例，血管神经症 6 例，胃肠神经症 8 例。结果治愈 20 例，显效 5 例，好转 4 例，无效 1 例。中山大学附属第一医院秦鉴主任引进在德国埃森—杜伊斯堡大学访问学者期间学习的禁食疗法，认为无论欧洲的临床研究还是国内进行的临床研究都证实，在正确的指导下开展禁食安全有效。并发现其对变应性鼻炎、顽固性腹股沟多汗症、全身瘙痒等症有效。

2007 ～ 2008 年中山大学附属第一医院中医科秦鉴主

任，受邀作为访问学者前往德国进行中医临床推广工作，在 Kliniken Essen-Mitte 工作期间，接触到了禁食疗法，并进行了深入系统的学习和实践。根据德国医生的介绍，了解到，食物在给我们带来美味和能量的同时，也给我们带来疾病，许多疾病和饮食有密切的关系，禁食疗法可以在不同程度上缓解和治疗这些疾病，例如超重、肥胖、高脂血症、高血压病、2 型糖尿病、代谢综合征、纤维肌痛、关节痛、肌腔疼痛、过敏性疾病等等。考虑到中国国民的饮食结构正在发生急剧变化，许多与饮食相关的疾病快速上升，因此引入这种疗效确切的饮食控制方法。并考虑到人种间的差异，认为适合德国民众的禁食疗法方案不一定完全适合中国人，于是在 2008 年 5 月回国后，立即着手进行禁食疗法在中国的本土化。在全面理解德国版的禁食疗法方案后，经过研究团队进行反复认真的讨论、修改，制定出了第一个中国版的禁食疗法方案，并在其研究生的监护下，其本人作为第一个受试者成了该方案的第一位实践者。其禁食方案的主要流程分为缓冲、禁食和恢复三个阶段。缓冲期 1 ~ 2 天，主要目的是让身体逐渐过渡到禁食状态。并指出禁食期是治疗方案的核心，此时机体的代谢、功能会发生一系列的变化。恢复期是让身体逐渐适应食物。

秦鉴在《治疗肥胖及其代谢并发症的新方法——无饥饿禁食疗法》一文中指出。该技术经改良，创造性地联合中医中药元素和西医促进长链脂肪酸向线粒体内转运的药物，消除了禁食期间的饥饿感等副作用，保证患者精力旺盛，开创了中西医结合无饥饿禁食疗法的先河。相关论文发表在《Nutritional Journal》等国际、国内杂志。截至2018年5月，此研究获得相关国家发明专利3项，发表论文49篇，SCI论文14篇，获得包括国家自然科学基金在内的政府科研项目资助11项，科研基金近300万元。在全国各地举办了多场禁食疗法培训班，多家医院引入该方法，效果显著。研究内容涉及非酒精性脂肪性肝病、肥胖症、高血压、糖尿病、血脂异常、皮炎、鼻炎、抑郁状态等多种疾病。多家媒体（广东电视台、《羊城晚报》《信息时报》《南方都市报》《广州日报》《新快报》、39健康网、《家庭医生》《中国时报》）进行了广泛的报道。

第二节　限食期间机体的物质与能量代谢

一、糖代谢

生命物质需要能量，人体获得能量的方式是物质的氧化分解。糖是人体最主要的供能物质，其主要生理功能就是为机体生理活动提供能量。一般情况下，人体所需能量的50%～70%来自糖的氧化分解。1mol葡萄糖完全氧化为二氧化碳和水，可释放2840kJ（679kcal）的能量。其中34%可转化为ATP的化学能，以供机体生理活动所需，另一部分能量则以热能形式释放，用于维持体温。人类从食物中摄取的糖主要是植物淀粉和少量的动物糖原，以及少量的双糖（蔗糖、乳糖、麦芽糖）等。糖被消化为单糖（主要是葡萄糖）后，才能被小肠吸收，再经过门静脉进入肝脏，植物中含量最多的糖类是淀粉，淀粉必须在消化道水解酶的作用下水解成葡萄糖才能在小肠被吸收。人体消化吸收的单糖主要是葡萄糖。葡萄糖经过门静脉入肝后，其中一部分在肝内贮存、转化和利用，另一部分经肝静脉进入体循环，供给各个器官组织代谢利用。在供氧充足时，葡萄糖进行有氧氧化，彻底分解为二氧化碳和水供能，而在缺氧状况下，则进行糖酵解生成乳酸供能。葡萄糖也可经合成代谢合成糖原，糖原是大分子多糖，是体内糖的储存形式，储存在肝和肌肉组织中，有些非糖物质可经糖异生途径转变为葡萄糖和糖原。糖原的贮存量不多，但代谢极为活跃，既可以迅速动用以供急需，又可以不断及时合成储备。人体肝糖原总量约 70g，是血糖的重要来源，肌糖原总量为 120 ~ 400g，因缺乏葡萄糖 –6– 磷酸酶，故肌糖原仅供肌肉自身活动的消耗，主要功能是分解时提供肌收缩是所急需能量。体内肝糖原的储备有限，但体内某些组织的耗糖量很大，如脑组织、红细胞、骨髓、肾髓质和周围神经等，如果没有及时补充，十几小时肝糖原即被耗尽，血糖来源中断。事实上，即使禁食 24 小时，血糖仍可保持正常范围，长期饥饿时许多人血糖也仅略有下降，此时除了周围组织减少对葡萄糖的利用外，主要依赖肝脏的糖异生作用将非糖物质转变为葡萄糖或糖原。能转变为糖的非糖物质主要有甘油、有机酸（乳酸、丙酮酸及三羧酸循环中的各种羧酸）和生糖氨基酸等。短期限食时，糖异生的主要原料是乳酸、大量组织蛋白分解生成的氨基酸、脂肪分解生成的甘油。长期限食时，蛋白质毕竟不是人体主要贮能物质，糖异生的主要原料是脂肪分解生成的甘油，机体每天减少葡萄糖消耗并依赖脂肪酸、酮体分解供能，来维持血糖的相对恒定，长期限食状态下，除肝脏内的糖异生作用外，肾脏的糖异生也起主要作用，另外肾脏糖异生过程中，肾小管将 NH3 泌入肾小管腔，与原尿中的 H ＋结合成 NH4 ＋，可防止由限食引起的酸中毒。

二、脂肪代谢

脂肪即甘油三酯，也称三脂酰甘油，是天然脂质中最丰富的一类，广泛分布于动植物组织中。在动物体内，脂肪作为储存能量的主要形式，主要分布在脂肪组织中，经氧化为机体供能。正常人体内储存最丰富的能源物质就是脂肪，肥胖就是由于体内储藏的脂肪过多所造成的。一旦糖缺乏，机体的脂肪动员就会加快，储存在脂肪细胞中的脂肪，被脂肪酶逐步水解成游离脂肪酸和甘油并释放入血，通过血液运输至其他组织并被氧化利用。体内脂肪广泛存在于人体各组织器官和体液中，但脂库中存储的量占体内存脂总量的 98% 以上。脂肪动员产生的甘油由血液运输至肝、肾、肠等组织利用，在甘油激酶催化下，循糖代谢途径氧化供能，或在肝脏经糖异生作用生成糖。肝脏的甘油激酶活性最高，脂肪动员产生的甘油主要被肝脏摄取利用，而脂肪及骨骼肌等组织细胞，因甘油激酶活性很低，对甘油的摄取利用有限。脂肪酸是人及哺乳动物的主要能源物质。脂肪酸能被人体除脑组织和成熟的红细胞外的大多数组织摄取和氧化，但肝脏和肌肉组织利用脂肪酸的能力最强。在氧供应充足的情况下，脂肪酸氧化为二氧化碳和水，并释放大量的能量，以三磷腺苷（ATP）形式供机体利用。脂肪酸主要的氧化形式为 β-氧化，脂肪酸在肝外组织（如骨骼肌、心肌等）中，经过 β-氧化生成的乙酰辅酶 A，能彻底氧化分解为二氧化碳和水。而在肝内细胞中，含有活性较强的酮体合成酶系，脂酸 β-氧化产生的大量乙酰辅酶 A 部分进入三羧酸循环被彻底氧化，生成 ATP，满足肝脏自身的能量需求；其余乙酰辅酶 A 在酮体合成酶系的作用下被转化为酮体，包括乙酰乙酸、β-羟丁酸和丙酮。生成酮体是肝细胞特有的功能，但是由于肝细胞缺乏利用酮体的酶系，因此酮体生成后，必须透过肝细胞膜，随血液运至肝外组织后被氧化利用。乙酰乙酸、β-羟丁酸在酮体氧化酶的作用下氧化为乙酰辅酶 A，再进入三羧酸循环而氧化供能。丙酮由于含量很低，可以直接从尿液排出，血液中酮体含量升高时，可从肺直接呼出。

酮体溶于水，分子小，不仅能在血液中运输，还能通过血-脑屏障及肌肉组织的毛细血管壁，很容易被运输到肝外组织利用。脑组织虽然不能氧化分解脂肪酸，却能有效利用酮体。葡萄糖供应充足时，脑组织优先利用葡萄糖氧化供能，但在葡萄糖利用不足或利用障碍时，酮体便可代替葡萄糖，成为脑组织的主要能源物质。可见，酮体是肝脏向肝外组织输送能源的一种形式。正常情况下，酮体的生成和利用大致平衡，血液中仅有少量酮体（0.03 ~ 0.5mmol/L）。但在限食条件下，由于长期饥饿造成糖供应不足，酮体便可以代替葡萄糖成为脑组织及肌肉组织的主要能源。

三、蛋白质代谢

蛋白质是人体内种类、数量最多，功能最复杂的一类重要生物大分子，正常人每日需摄入一定量的蛋白质以维持机体的生长和各种组织蛋白质的更新。蛋白质的合成、降解均需经过氨基酸来进行。正常饮食状况下，为适应体内蛋白质合成的需要，通过体外摄入、体内合成或氨基酸在体内的相互转变，保证各种氨基酸质与量的供应。氨基酸的氨基通过代谢可转变为尿素，羧基可转变为胺类。另外，氨基酸也可转变为糖、一些生理活性物质、某些含氮化合物和作为体内能量的来源。

蛋白质是机体细胞和细胞外间质的基本构成成分。参与维持组织细胞的生长、更新和修补，是蛋白质最重要的功能。食物蛋白分解的氨基酸参与体内蛋白质合成，这一作用糖和脂类等营养物质不能替代。体内蛋白质降解成氨基酸后，经脱氨基作用产生的碳链可直接或间接进入三羧酸循环而氧化分解供能。每克蛋白质在体内氧化分解可产生 17.19kJ（4.1kcal）的能量。一般来说，成日每日约18%

的能量来自蛋白质的分解代谢，但可由糖和脂肪代替。因此，供能是蛋白质的次要生理功能。

四、短期与长期限食状态下机体能量物质代谢的特点

（一）短期限食机体的代谢特点

短期限食，机体外源性多糖摄入减少，而各组织细胞仍不断消耗血糖，致使血糖浓度下降，此时机体依靠肝糖原的降解作用维持血糖的平衡。同时糖异生作用加强，蛋白质降解产生的生糖氨基酸、脂肪动员降解产生的甘油是糖酵解的主要原料，同时糖酵解产物乳酸、丙酮酸也是糖异生的原料来源。脂肪动员加速脂肪降解，降解产物甘油主要用于糖异生作用，降解产生的大量脂肪酸除部分直接氧化供能外，部分在肝中转化为酮体，大脑不能利用脂肪酸供能，在血糖减少的情况下，利用酮体供能是主要供能手段，同时脂肪酸和酮体则成为心肌、肾皮质和骨骼肌的重要能源物质。限食几日后，血中酮体水平开始出现进行性增高，尿中酮体也随之增加，但此时肝外组织对酮体的利用率较高，因此血酮水平一般不会出现过度增高。

（二）长期限食机体的代谢特点

长期限食，体内储存的糖原基本耗尽，肌肉蛋白存储量进一步减少，体内能源物质的代谢发生明显变化。脂肪分解进一步加速，在肝中大量生产酮体，脑组织利用酮体

的比例增加, 肌肉中则以脂肪酸为主要供能物质, 酮体为辅助供能物质, 以保证脑组织的酮体供应, 同时减少肌肉蛋白质的降解供能。肾脏的糖异生作用增强, 肌肉释出的谷氨酰胺被肾脏摄取, 通过糖异生作用合成葡萄糖。同时, 肾小管在糖异生作用时将 NH_3 泌入肾小管腔, 与原尿中的 H^+ 结合成 NH_4^+, 可防止由限食引起的酸中毒。有学者根据各个组织 24 小时底物转换定量估算, 在完全断食两周后, 脑组织利用酮体作为主要燃料, 糖异生作用和蛋白质分解代谢明显减弱, 功能所利用的能量 90% 左右来自于脂肪。但若长期断食, 饥饿发展到最后, 待储脂肪耗尽时又需要动用大量蛋白质, 长期的净负氮平衡使体内蛋白质丢失 1/3 ~ 1/2 时, 则不可避免地导致死亡。

第三节　限食疗法的治疗作用

一、限食疗法的作用机理

(一) 分解消耗人体多余脂肪, 减肥降脂

肥胖是指体重增加, 体内脂肪堆积过多和 (或) 分布异常, 是一种多因素的慢性代谢性疾病, 已成为威胁人类健康的重要公共卫生问题。以身体体重指数 (BMI) 对肥胖程度的分类, 国际上通常用世界卫生组织 (WHO) 制定的 BMI 界限值, 即 BMI 在 25.0 ~ 29.9 为超重, ≥ 30 为肥胖。早

在1948年世界卫生组织已将它列入疾病名单，并认为是2型糖尿病、心血管病、高血压、中风和多种癌症的危险因素。超重和肥胖症在一些发达国家和地区人群中的患病情况已呈流行趋势。由超重、肥胖带来的疾病经济负担正在成为严重的社会问题，因此加强居民体重控制刻不容缓。脂肪是人体的主要能源物质，限食可使机体多余脂肪分解，较长时间的限食，会使机体消耗大量的脂肪，具有明显的减肥降脂效果。限食还可以治疗内脏及特定部位脂肪聚集，例如脂肪肝、息肉患者进行限食疗法治疗，往往可以收到很好的治疗效果。因此，通过限食分解消耗人体多余脂肪，可以使人体脂肪分布更加均匀，减少慢性病发病的风险。

（二）清肠排毒

肠道是人体重要的消化器官，也是人体最大的排毒器官。肠指的是从胃幽门至肛门的消化管，是消化管中最长的一段，也是功能最重要的一段。小肠各部肠腔结构大致相同，腔面有许多半球状皱襞和绒毛。皱襞以空肠中断与回肠近端为最多。环状皱襞表面又有许多细小突起，成为绒毛。环状皱襞与绒毛的存在，扩大了小肠腔的表面积，有利于肠的消化与吸收。大肠是对食物残渣中的水液进行吸收，并将食物残渣形成粪便，再度排出的器官。大肠能够吸收少量的水、无机盐和部分维生素，是消化道的下段，人体消化系统的重要组成部分。在外形上与小肠有明显的不同，大肠口径较粗，肠壁较薄。六腑以通为补，以通为用，即通因通用之法，导下法作为八法之一，下法也称泻下法，即运用具有泻下作用的药物或方法，通过泻下大便，攻逐体内的结滞、积水等浊垢，如宿食、水湿、痰饮、瘀血等蓄积性病理产物，以及气滞、实热等蕴结之毒，解除由结滞所造成的肝气不疏，肺气不宣，脾气不升。元代医家朱丹溪提出"倒仓法"，即通畅大便、清洁肠道以减病防衰、延年益寿。从解剖角度来看，胃与肠同属消化系统，胃居肠上，纳食腐化，小肠消化、吸收，大肠收集食物残渣经细菌分解发酵成废物与毒素，最终形成粪便排出体外。倘若饮食过饱，则会加重胃的负担，增加胃酸及分泌功能，甚则胃的分泌功能紊乱，胃的功能失常，抵抗力下降，易产生疾病。粪便在肠中停留过久，过度吸收肠内的水分，易产生便秘。《素问·六微旨大论》云："出入废，则神机化灭。"现代科学研究证明，人体大肠中寄生大量细菌，尤其是厌氧菌，通过对那些不能消化吸收的产物分解、发酵，形成除残渣外的吲哚、脱氧胆酸、氨等多种有害物质，它们直接刺激肠壁，不但可引起腹胀，还会通过肠壁吸收进入血循环，刺激心、脑、肾、血液等，对神经内分泌系统产生毒性，打乱人体生理平衡。这些毒物积累日久，则会产生溃疡，甚则会发生癌变。肠道系统由于消化吸收的需要，为增加肠道与食物接触面积，肠道内壁皱褶很多，且有绒毛增加接触面积，在增加消化吸收能力的同时也极易使食物残渣及分解发酵产物滞留。

东汉王充在《论衡》曰："若要长生，肠中常清；若要不死，肠中无滓。"限食 1 ~ 2 周后，患者往往会排出黏稠黑便，臭味明显。这是因为限食后肠部脂肪被吸收利用，许多人腹部回缩，腹围减小，肠部脂肪减少后，肠壁内径变宽，肠壁皱襞处长期残留的有害分解发酵产物由于肠道内径变宽，而被通过大便排出体外。因此，1 ~ 2 周的限食可起到清肠排毒的治未病作用。

（三）疏通软化血管，避免栓塞及硬化

目前公认的血栓形成条件是由 Vichow 提出的三个条件：即血管内皮细胞损伤、血流状态的改变以及血液凝固性的增加。血栓形成和血液成分、凝血功能密切相关。动脉粥样硬化是危害人类健康的一种常见疾病，一般先有脂质在动脉内膜的沉积，纤维组织增生和钙质沉着形成斑块，并有动脉中层的逐渐退变。继发病变有斑块内出血、斑块破裂及局部血栓形成而堵塞血管。

Michela 等研究表明，3 周 26% 热量限制可通过降低诱导型一氧化氮合酶（iNOS）表达，逆转诱导型一氧化氮合酶 / 内皮型一氧化氮合酶（iNOS/eNOS）比例，提高超氧化物歧化酶（SOD）活性，降低氧化应激反应，从而调节衰老引起的大鼠内皮功能损伤。**Ketonen** 等研究也表明，50天 70% 热量限制，可增加内皮功能指数，逆转肥胖引起的大鼠内皮功能障碍与氧化应激。同时，限食后由于营养物质的匮乏而使机体的物质合成代谢受抑，物质的分解代谢相对加快，促进物质分解的酶类的分解作用相对加强，在

脂肪动员的同时，血管腔内的血栓也会被溶解而使血流畅通，沉积于动脉内膜的脂质也会分解析出，使动脉管壁得到软化。故断食疗法能有效地疏通和软化血管，避免血管栓塞和硬化所导致的心血管疾病。

（四）清除体内有害物质，净化内环境

生物与非生物一个显著的区别，就是生物具有新陈代谢的特征，不断地吐故纳新，以维持机体的正常功能。人类也是如此，在新陈代谢过程中，人体通过呼吸系统和消化系统．不断地吸收氧气和营养物质以供细胞生存。同时，细胞在生存代谢过程中又不断地产生代谢废物，如尿酸、尿素、二氧化碳等，这些代谢废物则通过肾、皮肤、肺等具有排泄功能的器官系统排出体外。由于营养物质的不断吸收以及代谢废物的不断产生，使排泄系统总是不能完全彻底地清除机体废物。较为常见的例子如体液酸性物质多了就会引起人体细胞酸中毒；组织细胞水分过多就会造成水肿；血管内壁脂类积蓄多了就会导致血管硬化或堵塞等。说明人体需要不断清除体内积蓄的有害物质，维持正常生理活动以延长寿命。

在限食的情况之下，减少了外来能量物质的摄入，也减少了代谢废物的产生，并最大限度地分解和排出体内积蓄的有害物质，从而达到治病健身的目的。限食情况下，机体为维持各器官系统的正常生理功能，必须消耗体内脂肪和蛋白质。这时，所消耗的蛋白质是取自体内不重要组

织的蛋白质。也就是说断食后机体首先消耗的是弱化、病变、衰老的组织细胞，如肿瘤细胞、脱落细胞以及内环境中的有害毒物、组织细胞附着物等。断食引起机体的这种废物利用过程，医学上称为"自身融解"。

（五）激活细胞自噬功能，延缓衰老

衰老是生物体内各种功能的普遍减弱及抵抗环境伤害和恢复体内平衡能力降低的过程。随着年龄的增长，氧化自由基对蛋白质等的损坏造成异常蛋白质、DNA 以及细胞器进行性地积聚，成为体内的生物垃圾。自从 McCay 等于 1935 年首次报道饮食限制延长大鼠寿命，目前大量实验已表明饮食限制是除遗传操作以外最强有力的延缓衰老方法，被称为衰老研究领域最重大的发现。

细胞自噬是广泛存在于真核细胞中的生命现象，是生物在其发育、老化过程中都存在的一个净化自身多余或受损细胞器的共同机制。生命体借此维持蛋白代谢平衡及细胞环境稳定，这一过程在细胞清除废物、结构重建、生长发育中起重要作用。细胞自噬参与绝大多数长半衰期蛋白质的降解。自噬过程中，除可溶性胞浆蛋白之外，像线粒体、过氧化物酶体等细胞器或细胞器的一部分，如高尔基体和内质网的某些部分都可被溶酶体所降解。最近有研究发现，酵母细胞核的某些区域也可通过自噬途径被清除。自噬的信号调控通路有以下三种：mTOR 信号途径、Class I PI3K/PKB 途径、G α i3 蛋白和氨基酸途径。mTOR 信号途径中 TOR 激酶是氨基酸、三磷腺苷（ATP）和激素的感受

器，对细胞生长具有重要调节作用，抑制自噬的发生，是自噬的负调控分子，并发挥"门卫"作用。自噬的消长受多因素的影响。营养缺乏、胰高血糖素可以诱导自噬，而胰岛素抑制自噬。它们的作用点在于影响氨基酸的浓度。当氨基酸浓度降低时，自噬启动以产生氨基酸保证器官成活；相反自噬被抑制。更详尽的研究发现，亮氨酸、苯丙氨酸、酪氨酸是细胞内自噬性蛋白降解的重要调节因子。

随着年龄的增长，细胞内自噬的作用开始减弱，导致细胞适应外界环境和自身防御反应的能力降低，损伤的细胞结构及大量氧自由基等活性氧化合物不能有效地被清除，细胞稳态发生变化，加速细胞老化。目前许多学者提出了饮食限制的抗衰老和细胞自噬有关。一定时间的空腹可以使血浆氨基酸、胰岛素、生长因子 I 等水平下降，抑制 TOR 通路激活细胞自噬，变性蛋白质、损伤细胞膜细胞器的降解增加，使这些物质的数量减少进而减少氧化压力和维持细胞膜和细胞器的结构和功能正常而有利于延长寿命。

二、限食疗法的治疗作用

（一）降压作用

高血压病是最常见的慢性病，也是心脑血管病最主要的危险因素。目前，中国心血管病（cardiovascular disease，CVD）患病率及病死率仍处于持续上升阶段。CVD 病死率居各病因之首，占居民疾病死亡构成的 40% 以上。根据《中国心血管病报告 2017》，我国高血压病现患人数 2.7

亿，根据《中国高血压防治指南 2018 修订版》，我国高血压患病率仍呈升高趋势，且我国高血压患者的知晓率、治疗率和控制率（粗率）近年来有明显提高，但总体仍处于较低的水平，分别为 51.6%、45.8% 和 16.8%。降低高血压病患者的血压水平，可明显减少脑卒中及心血管事件，明显改善患者的生存质量，有效降低疾病负担。高血压是一种"心血管综合征"，其脑卒中、心肌梗死、心力衰竭及慢性肾病等是主要并发症，致残、致死率高，严重消耗医疗资源，加重社会负担。因此，将高血压防治的阵线前移，充分利用"治未病"非药物疗法的优势可减少高血压的发生，降低患者的血压水平并减少心血管事件，是我国高血压防治的重要手段。超重和肥胖是我国人群重要的高血压危险因素，限食预防超重与肥胖，可极大降低高血压的危险因素。目前国内外大量研究结果显示，限食疗法可有效降低高血压及正常高值血压患者血压水平，降低交感神经系统活性，改善高血压患者内皮功能损伤均是其可能机制。限食降压体现了回医治未病非药物疗法的优势，对于正常血压患者可预防高血压的发生，对于高血压患者，又可起到直接的治疗作用。更重要的是，对于血压正常高值患者，往往采用生活干预的预防手段，效果有限。采用限食疗法可使此类患者血压恢复正常，预防血压正常高值血压患者心血管疾病的发生，并极大限度的预防高血压疾病的发生。

（二）对糖尿病及其并发症的防治

近年来，糖尿病的发病率急速高升，而 Ⅱ 型糖尿病占糖尿病患者的 90% 以上。流行病学表明，肥胖、高热量饮食是 II 型糖尿病最主要的环境因素，高血压、高血脂等因素也会增加患病风险。而限食疗法恰好就是在医生指导下调整饮食结构、限制热量摄入。限食疗法为糖尿病的治疗提供了新的思路，且限食状况下直接降低血液甘油三酯与体脂水平，软化血管，预防动脉硬化，还可预防糖尿病并发症的发生。

（三）对肿瘤的防治

Kritchevsky D. 对限食与癌症发生方面的相关研究进行了回顾，认为限食可以预防或治疗肿瘤。1909 年 Moreschi 最早进行了此方面的研究，结果显示，限食抑制了移植恶性肿瘤小鼠的肿瘤生长。Rous 研究发现限食对小鼠自发和移植肿瘤的生长都有抑制作用。Albanes 回顾了关于小鼠限食和肿瘤发生关系的 82 项研究。低热量、低脂肪饮食条件下（23 项研究），肿瘤发生率为（34±4）%，高脂肪低热量饮食（19 项研究），肿瘤平均发生率为（23±5）%，低脂肪高热量（18 项研究）肿瘤发生率为（52±5）%，高脂肪高热量（22 项研究）肿瘤发生率为（54±3）%。7% ~ 20%，21% ~ 30%，31% ~ 40% 和 41% ~ 58% 的限食分别减少肿瘤发生率为 20%、50%、53%、62%。Lew 和 Garfinkel 的对超过 100 万人的调查研究表明，超重和癌症死亡率有关。11 项研究中的 9 项发现乳腺癌风险和体重、身高或体重指数之间存在正相关。Jain 等人发现，热量摄入和男性和女性结肠癌的发生率有显著正相关性。

（四）抗衰老作用

Leonie K Heilbronn 回顾了限食与衰老方面的文献报道。McCay 等人首先提出限食可以延缓大鼠的衰老，延长其生命期中值和最大值。其后在包括大鼠、小鼠、鱼、蝇类、蠕虫和酵母在内的动物的研究中，都得出限食可以延长生命周期，并且减缓年龄相关的慢性疾病的发展。其机理目前尚不明确。限食可以减少代谢率和氧化应激，提高胰岛素敏感性，改善动物的神经内分泌系统和交感神经系统的功能。恒河猴限食研究表明，与对照组相比限食组动物死亡率更低。与对照组相比限食组体温和胰岛素浓度都下降，体温和胰岛素水平都是啮齿动物长寿的生物指标。限食组恒河猴的硫酸脱氢表雄酮浓度升高。硫酸脱氢表雄酮浓度可能是人类长寿的一项指标。对于人类的研究，主要是研究其是否能减少疾病发生率，减少老年人的死亡率。Stunkard 调查了长期限食（保持合理的饮食质量）对非肥胖人群的健康和长寿的影响。该研究入组 120 人，60 人随机分配到对照组，60 人分配到热量摄限组。对照组每天饮食热量为 9600KJ，限食组每隔 1 天分别饮用 1L 牛奶和食用 500g 水果，每天饮食总热量约为 6300KJ（比对照组少约 35% 的热量）。这一饮食方式实行了 3 年。Stunkard 对数据进行了再分析，限食组入院治疗的时间更短（123 天对 219 天），死亡率无显著差异（CR 组 6 个，对照组 13 个）。这也说明限食可能延长人类的生命周期。

（五）对其他疾病的预防治疗作用

Krista A Varady 回顾了限食与慢性疾病预防治疗方面的文章，得出结论：限食可以提高人体许多功能指标，减少慢性疾病的代谢危险因素等。Imamura M 报道了多氯联苯中毒用限食食疗法治疗的病例。16 名患者因食用含有多氯联苯的米糠油而中毒。中毒后 26 ~ 35 个月后接受为期 7 ~ 10 天的限食疗法治疗。限食期间定时食用用新鲜蔬菜、水果和牛奶做成的果汁或煮熟的大豆汁。所有患者症状均有所改善。一些人从严重的头痛、腰痛、关节痛、咳嗽或痤疮样疹等症状的痛苦中解脱。实验证明禁食疗法对于这些中毒患者有效。谷村恭子等介绍了日本肥胖的半饥饿疗法，文中提到肥胖症的饮食疗法包括绝食疗法、超低热疗法（半饥饿疗法）及低热量疗法。半饥饿疗法每日热量维持在 600Kcal 左右并坚持 1 周以上，其短期疗效显著，女性一周内可减轻 1.5 ~ 2.0kg，男性可减轻 2.0 ~ 2.5kg，12 周平均可取得 20kg 的减肥效果。长期维持此种体重减少则相当困难。经 3 年以上的观察发现，单独使用半饥饿疗法减肥成功率为 14%，而 800 ~ 1000kcal 的饮食疗法成功率为 18%。Michalsen 等在一个大型的前瞻性队列研究中，选择 13 年中连续性住院患者 2121 例，住院期间 952 人给予了限食，873 人给予正常热量的蔬菜饮食，296 人给予其他饮食，出院后 3 个月、6 个月进行随访，发现出院后限食患者较非限食患者主要疾病得到明显改善。限食期间没有严重的不良反应的报道。

第五章

辟谷养生技术

第一节　中医传统辟谷养生功功法

中医传统辟谷养生功大体分为动功、静功、行功和卧功 4 种主功法，另外还有若干辅助功法现分述之。

一、动功

动功共分 4 节主动功和综合收功辅助功。本功法无论辟谷时或者是平时都可练习，并且可以将其中任何一节单独练习，也可以打乱顺序练习，并且练功时间可长可短，姿势可取站式，也可以取平坐式。习练本功法一般采用自然呼吸，若练习中自然出现腹式深呼吸或逆腹式呼吸时可自然采用，不必强行纠正。做其中任何一节都要求动作轻柔圆顺，重意念运用而不必硬性追求动作的硬性准确。总之练习时以舒适自然，功后全身轻松舒服为度。

（一）天人合一

为便于讲解，取站立式为例讲述。以下每节多取站式讲解。

1. 姿势及动作

两脚与肩等宽，直立式，鼻尖对肚脐，头正身直，脚尖稍内扣，两膝微屈，两手自然下垂。两眼轻闭，全身放松。

见图 5-1。

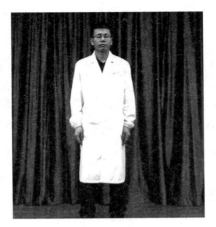

图 5-1　姿势及动作

本节功法无其他任何动作，若功中出现轻微晃动可顺其自然，但不可大动，若动作幅度太大可稍加意念控制一下使其复归于微动或不动。

2. 呼吸方式

自然呼吸或顺腹式呼吸。若功中自然出现其他方式呼吸（如逆腹式呼吸）也可顺其自然。呼吸要深、匀、细、长，尽量自然。

3. 练功时意念

意念全身穴位和汗毛孔全部打开。意念配合呼吸。吸气时意念宇宙自然之清气、精微之气进入自己全身，呼气时意念自己全身所有浊气邪气排向遥远的天边。仔细地去体会随着呼吸，全身的穴位和汗毛孔内外交换能量时精微之气流动感以及自己身体出现的高大感、膨胀感、温热感等。

4. 练习时间

连续锻炼时每节功法做 5 分钟左右，若单独修炼本节功法可习练 30 分钟以上为好。

5. 功理

松静、自然是练功的基本原则。松则通，"通则不痛"疾病自去，静极生动，身体轻轻内动和外动，自然疏通了经络，再加上特殊意念的运用驱散了自身浊气、邪气，同时大量摄取了天地精华之气。"气足不思食"，自然而然地使习练者打开另一营养通道，进入辟谷状态。同时有些人自然出现的深呼吸方式，有效地对内脏进行了内部按摩，更使练习者气血通畅。练习此节功法还能诱发自身体感功能以及控制自身能量场的功能。本节功法亦可取坐式或卧式。

（二）佛光贯顶

1. 姿势及动作

取站立式或坐式。站立时要求同上节，然后两手轻轻上抬至胸前，打合十手印。手印不可过高或过低，约等齐于膻中即可。见图 5-2。

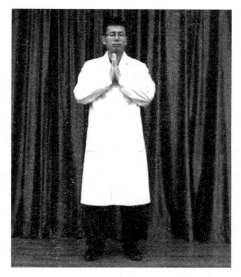

图 5-2　姿势及动作

2. 呼吸方式

自然呼吸。

3. 意念

意念黄、白、紫（黑）、青、红五色光芒从天而降，从顶心（百会处）自上而下贯入全身。同时意念黄光照亮了脾胃，白光照亮了肺和大肠，紫光照亮了肾和膀胱，青色光芒照亮了肝胆，红色光芒照亮了心和小肠。随着光芒的照射自己整个身体变得越来越温暖，身体逐渐变得透明起来。继续意念光芒逐渐加强，仿佛内视到了自身的五脏六腑、骨骼肌肉、血管神经以及全身所有的组织结构。若身体某个脏腑或部位有问题可加意念强光照射之，同时体会该部位的浊气外流感。

4. 练功时间

练习 5 分钟左右。若单独习练可练 30 分钟或更长时间。

5. 功理

《素问病机气宜保命集·原道论第一》曰："神者生之制也……修真之士，法与阴阳，和于术数，持满御神，专气抱一，以神为车，以气为马，神气相合，可以长生。"即神御形是生命的主宰。且神气相合不可分割。神行气行，神住气住，在本节功中即以神来调节意识思维活动，协调脏腑功能，使习者有病祛病，无病健身。功中意念五色神光分别可调节五脏六腑功能，使之气血畅通，清阳升浊阴降。

另外此功还有助于诱发内视功能。

（三）五气朝元

1. 姿势及动作

承前式不变，唯两手将合十手印变为观音微妙心印（呈莲花状）。同时念诵秘咒。念诵"嗡"的时候，要去体会脾胃区的感觉。念诵"嘛"的时候，要去体会肝胆部的感觉。在念诵"呢"的时候，要去体会心脏区的微妙感觉。在念诵"叭"的时候，要去体会肺区的感觉。在念诵"咪"的时候，要仔细体会肾区的震动感。在念诵"吽"的时候，去体会一下喉部和全身的震动感。见图 5-3。

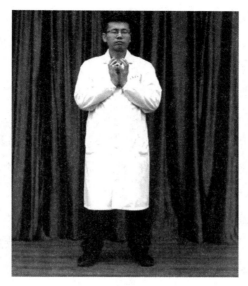

图 5-3 姿势及动作

练习时可以一边念诵一边体会，也可以借导引带上的声波去体会而自己不去出声念诵。也可以单独念诵某个秘咒，如肝胆有问题时，患胆囊炎或者是肝胆管结石、胆结石，就可以单独念诵"嘛"字音，同时体会肝胆区的震动感、温热感等养生功法反应，当然要同时有意念的正确运用。其他亦是如此。

2. 呼吸方式

取自然式呼吸。

3. 意念运用

习练本节功法的意念要运用五色光芒照射五脏六腑，

具体应用如下：

（1）念诵"嗡"字音时要一面体会脾胃部的震动感，一面内视自己的脾胃部逐渐充满了黄色的光团，光团随着震动在加强，同时脾胃区的浊气被强大的声波震散，被黄色的光芒驱走。此时整个脾胃区充满了温暖和舒适无比的感觉。脾胃功能差或有疾病时多念诵"嗡"字音并多体会。

（2）念诵"嘛"字音时要一面体会肝胆部的震动感，一面内视自己的肝胆区逐渐充满了青色的光团，光团随着震动在加强，同时肝胆区的浊气被强大的声波震散，被青色的光芒驱赶得无影无踪。此时整个肝胆区会感到非常的舒适和温暖。

（3）在念诵"呢"字音的时候，要一面体会一面内视自己的心脏在有力、非常有节奏的跳动着，同时红色的光团驱走了心脏区的浊气。心与小肠相表里，做本节功时亦可同时内视一下小肠。

（4）在念诵"叭"字音的时候，要一面体会一面内视自己的肺部及大肠被银白色的光团所照射，自己的肺区大肠区充满了银白色的光团，这强烈的白光驱走了肺和大肠区的浊气。

（5）在念诵"咪"字音时要一面体会两肾区的发热、震动感，一面内视北方之紫色（或黑色）清气充满了自己的两肾区，驱走了腰间和两肾区及膀胱区的浊气。

（6）在念诵"吽"字音的时候要仔细体会喉部和全身的震动感以及五色光芒（黄白青红紫）照耀全身五脏六腑

时的内景。

4. 练功时间

本节功占时 5 分钟左右，拆功习练时可练 30 分钟以上。

5. 功理

特定的音频同步共振对应的脏腑，因为人体每个器官都有其固有频率。利用特殊震动达到浊阴下降（重），清阳上升（轻）气血运行通畅，从而调节了五脏六腑功能。五色光芒分别代表了五方精微之气，意念的运用使之补充各脏腑的能量，达到驱邪扶正的目的。

（四）六方和合

1. 姿势及动作

下肢动作不变，两手分开成两手心相对，在上、中、下三丹田处开阖。开阖时速度不要太快，动作要轻柔、圆顺。

2. 呼吸方式

自然呼吸或者顺腹式深呼吸。若自发地出现体呼吸或者是逆腹式呼吸均可由之。

3. 意念运用

意念身处百花园中，整个身体被百花包围，一阵阵百花之香扑面而来，沁入心脾。在做开阖之时六方之气、宇宙能量不断涌入身中。在做上丹田开阖时要体会头部的空松感，在做中丹田开阖时要体会胸部的舒适空松感，在做下丹田开阖时要体会下丹田的充实温暖和小腹部气动感。

六方和合视频

4. 练功时间

同样占时 5 分钟，若拆功可练 30 分钟以上。

5. 功理

采宇宙自然之能补充自身生物场，就在于特殊的意念和特定的动作。借助两手开阖使自身与外界产生能量交换，使宇宙之能量贮存于丹田中，同时动作还锻炼了内气外放，外气内收之功能。

（五）收功

收功是由若干小功法组合而成，对习练者来说至为重要。

1. 收功姿势

姿势还原成自然站立式。意念全身气血回到下丹田，两手相叠放在小腹部，加一个意念收功。收功后会全身轻松有力，大脑十分清醒。

2. 收功保健功

（1）搓两手。

（2）干洗脸。

（3）干梳头。

（4）摩耳朵。

（5）鸣天鼓。

（6）叩齿。

（7）拍打头部。

（8）拍打全身。

（9）收功结束。

全身拍打按照以下顺序进行：

（1）大椎与背俞穴：前后环绕拍打。肩井穴用两手大鱼际穴敲打，背俞穴用手背拍打。

（2）膻中与夹脊穴：前后对打。膻中穴用手掌拍打，夹脊穴用手背拍打。

（3）气海与命门：前后对打。气海穴用手掌拍打，命门穴用手背拍打。

（4）肩井穴与背俞穴：前后环绕拍打。肩井穴用两手大鱼际穴拍打，背俞穴用手背拍打。

（5）双曲池穴：双手环绕交替用两手小鱼际穴敲打曲池穴。

（6）两肾区：双手掌同时轻拍双肾俞穴。

（7）拍打双手臂：两手掌交替，手臂外侧从下向上，手臂内侧从上向下，循手三阴、手三阳经络循行方向拍打。

（8）拍打双腿：两手掌同时，双腿外侧从上向下，双腿内侧从下向上，循足三阴、足三阳经络循行方向拍打。

收功及自我拍打视频

功后相互拍打视频

若想重复锻炼也可练至第四节不收功，再从第一节练起，最后收功即可。做功时无论何时出现唾液均要分口咽至下丹田，收功时更应如此。以下所有功法收功均按照此收功顺序及要求进行。

3. 说明

本功收功拍打十分重要，拍打时如使用手掌掌面，要使用空心掌拍打，以减少受力面积，使拍打有力舒适。顺经络循行方向拍打为拍打补法，拍打顺序均按照身体经络循行方向进行。拍打两肾区时应轻拍，轻拍为补，重拍为泻。此处夹脊穴指养生功法练习的夹脊关，并非《经络腧穴学》教材中所指华佗夹脊穴。干洗脸双手并拢，从中间向上，然后分开向下做洗脸动作。干梳头五指分开，两小指并拢，从前向后做梳头动作。

大椎穴是人体穴位之一，位于第七颈椎棘突下凹陷中。有腰背筋膜，棘上韧带及棘间韧带；有第1肋间后动、静脉背侧支及棘突间静脉丛；布有第八颈神经后支。临床多用于主治热病，疟疾，咳嗽，喘逆，骨蒸潮热，项强，肩背痛，腰脊强，角弓反张，小儿惊风，癫狂痫证，五劳虚损，七伤乏力，中暑，霍乱，呕吐，黄疸，风疹。为手足三阳及督脉之会，因此功后拍打可起到振奋一身之阳，强健身体的作用。

背俞穴是五脏六腑之气输注于背部的腧穴，属足太阳膀胱经的经穴。背俞穴全部分布于背部足太阳经第一侧线上，即后正中线（督脉）旁开1.5寸处。背俞穴与相应脏腑位置的高低基本一致，背俞穴是人体的重要穴位，除治疗相应脏腑病外，还可治疗与该脏腑有相关联的五官病、肢体病。功后拍打背俞穴有调节相应脏腑功能的作用。

膻中穴位于任脉上，在胸部前正中线上，平第4肋间，两乳头连线之中点。是足太阴、足少阴、手太阳、手少阳、任脉之交会。膻中穴的主治胸部疼痛、腹部疼痛、心悸等。胸中为人体宗气之所聚，膻中位于胸部正中，功后拍打膻中有开胸理气，防止练功时的憋闷，以及振奋人体宗气的作用。

气海穴位于任脉，下腹部，前正中线上，当脐中下 1.5 寸。在腹白线上，深部为小肠；有腹壁浅动脉、静脉分支，腹壁下动、静脉分支；布有第十一肋间神经前皮支的内侧支。主治虚脱、形体羸瘦、脏气衰惫、乏力等气虚病证；水谷不化、绕脐疼痛、腹泻、痢疾、便秘等肠道病证；小便不利、遗尿、遗精、阳痿、疝气等泌尿、男科疾病；月经不调、痛经、闭经、崩漏、带下、阴挺、恶露不尽、胞衣不下等妇科病证。命门穴位于督脉上，第二、三腰椎棘突间。主治虚损腰痛、遗尿、泄泻、遗精、阳痿、早泄、赤白带下、月经不调、胎屡堕、汗不出等，现代常用于治疗性功能障碍、前列腺炎、月经不调、慢性肠炎、腰部疾患等。功后拍打可起到补足人体元气、固肾壮阳、强壮的作用。

肩井穴是足少阳胆经腧穴，为足少阳与阳维脉之交会穴。在肩上，前直乳中，当大椎穴与肩峰端连线的中点上。主治项强、肩背痛、手臂不举、中风偏瘫、滞产、产后血晕、乳痈、瘰疬、高血压、功能性子宫出血等。经常拍打可起到疏导肩部气机，防止颈、肩部疾病的作用，另外肩井穴也是养生功法练习中的重要穴位，经常拍打，有助于该穴位的疏通。

曲池穴为手阳明大肠经之合穴，取本穴时，屈肘成直角，当肘弯横纹尽头处既是。具有清热解表，散风止痒，消肿止痛，调和气血，疏经通络的功效。临床多用于治疗手臂痹痛、上肢不遂、热病、高血压、癫狂、腹痛、吐泻、咽喉肿痛、齿痛、目赤肿痛、瘾疹、湿疹、瘰疬等病证。经常拍打此穴位有助于改善不良情绪，清泻心火，解表泻热，降低血压等作用。

二、静功

练习方法见前第三章第二节的静功调身部分，做功时间最好以 30 分钟以上为宜，可选择清晨或夜半练功。可以借助音乐帮助入静，可以放开思想，意念自己身处在山清水秀、风景秀丽的地方，轻松愉快，无拘无束，潇洒飘逸，飘飘欲仙，静下心来，慢慢体会这种天、地、自然和音乐融为一体的感觉。仿佛忘却了时间和自己……

练习本功不限时间，若进入功态，几小时也不想收功。

功后要认真按保健功法收功。

三、辅助功法

辅助功法主要包括自发动功、行禅功、卧功、洗髓功等

（一）自发动功

自然站立，两脚与肩等宽，两手臂自然下垂，头正身直，松腰松胯，两眼轻闭，全身放松。然后静下心来听导引词即可。练功中如果出现身体自然晃动可顺势而动，将会起到疏通经络和祛除疾病的效果。但千万要注意：由于

各人的身体情况和对养生功法科学的理解各不相同，有时会将正常反应当作偏差，所以学练本功法一定要在老师的指导下进行。

1. 导引词

两脚与肩等宽，头正身直，松腰松胯，两眼轻闭。头部放松……

你已经全身放松了，整个人进入了一种空空松松、混混沌沌的养生功法状态，整个身体变得慢慢温暖起来，随着我讲话的声音你就会感到有一股股的暖流从你的头部缓缓地流到你的脚下，你整个人就开始慢慢变空变松变大。这时候从你的脚下慢慢地升起了一朵放射着光芒的莲花，把你的身体缓缓托起，向上托起。这莲花不停地放射着光芒，照亮了你的全身，照亮了你的头骨、颈椎骨、胸骨……照亮了你全身的骨骼。照射着你全身的肌肉，照亮了你的五脏六腑。你的身体变得越来越轻、越来越空、越温暖。这放射着光芒的莲花托着你的身体缓缓升起……升到蓝天之上。一朵朵的白云在你脚下飘动，在你腰间缠绕。你整个人仿佛、仿佛化成了一朵白云、一朵白云，随着阵阵温暖的风吹来，你的身体化成的白云就在这蓝天之上自由自在地飘动起来。阵阵暖风带着阵阵檀香味、抚摸着你的身体，它吹走了你全身的病气、浊气、疲劳之气，随着这阵阵暖风的吹拂，你正感觉到身体内的病气浊气，疲劳之气不停地向外飘走、飘走，飘向那遥远的天边。

现在你的身体正处于极度松弛、温暖、舒适中，在这优美的音乐声中，我带着你化成这片白云，一起飘过高山、森林，飘过草原，飘向那大海边，你慢慢落下去，落到大海里。蓝蓝的海水包围了你。你仿佛变成了一条鱼，在这蓝蓝的海水中游动。海水不停地洗礼着你，冲刷着你，清洗着你的身体，冲走了你所有的病气、浊气。你感到身体越来越温暖、舒适。然后你缓缓地走向岸边、岸边。岸边是一片广阔的沙滩，沙滩是那样的银白、细腻。你赤着双脚、赤着双脚在这软软的沙滩上走着，自由自在地走着。松软的沙滩，舒适的感觉，愉快的心情使你完全体会到了天地人合一的滋味，体会到这种美妙、自由自在的、无拘无束的、完全忘我的感觉，仿佛又回到了童年时代……

2. 收功

意念慢慢回到练功的地方，全身气血慢慢回到下丹田（小腹部），动作慢慢停下来。双手相叠放在气海上。全身会感到轻松有力，大脑十分清醒。

3. 收功保健功

请参阅"动功"的收功保健功。

（二）行禅功

行、住、坐、卧皆可练功参禅，所谓"行亦能禅坐亦禅，圣可如斯凡不然"。练习行禅功的关键在于身心俱松、步态安详。

练习时可选在树林中、小河边等环境优美、空气清新之处。然后平视远方但不要详观远方有何景（眼不视而魂在肝），亦不要刻意听外界声音（耳不闻而精在肾），然后口唇轻闭，舌抵上颚（舌不动而神在心），此时亦不要刻意分辩林中气息（鼻不嗅而魄在肺），将意念似守非守的注意一下小腹部（精水、神火、魂木、魄金皆聚于意土之中，谓之和合四象也），然后双手自然摆动缓步行走。行走时可自然呼吸，也可以吸一口气走数步，然后再呼一口气走数步均可。练习中还要仔细体会周身汗毛孔或重要穴窍在与自然宇宙交换能量时的微妙感觉，例如气流流动感等。

行禅功锻炼时间可长可短，练习结束时可按前面讲述的收功方法收功。辟谷期间练功以感觉身体舒适轻松，无疲劳感为度。

行禅功可诱发体感功能，并有快速消除疲劳恢复精力等功用。另外锻炼日久还可以练出察知环境和某处气场好坏，是否有利于练功的功能。另外还有若干妙用容后再述。

（三）卧功

基本姿势见第三章第二节的静功调身，卧功部分。

1. 五龙盘体功（侧卧式）

取左侧卧或右侧卧均可，卧时枕高低要合适，然后一腿屈一腿微伸，呈龙盘之状。然后一手放在气海处另一手可屈肱枕于头部。调整好姿势以后可逐一从头向下放松身体，使人松软有度。此时可调整呼吸和意念，使自己呼吸深、匀、细、长，同时意念自身处于风光优美的自然风景区或森林中，然后意念打开全身所有汗毛孔或者是重要穴窍，去与外面交换信息和能量，这样身体很快就会感到有膨胀感或者是飘浮感。

2. 仰卧式

仰卧于床上（若有机会也可以仰卧于柔软、干净不潮湿的草地上），尽量伸展四肢放松身心，然后收心收神回下丹田（小腹处），然后边按侧卧式功法练习即可。用仰卧式练功势可能身体出现的飘浮感更强。

（四）洗髓功

本功法站、卧均可练习，现取站式为例讲解。

两脚与肩等宽，头正身直，全身放松，自然呼吸，然后两眼轻闭，深呼吸几口气以吐尽肺内浊气。

意想自身处于云雾缭绕、紫气升腾的紫竹林中，观音净瓶向下倾出银白色的净水，从头顶直淋下来，就像在淋浴器下一样从头一直冲洗到脚下，包括自己的五脏六腑以及全身所有的组织结构多在接受清洗。

《易筋经》云："谓人之生，感于爱欲，一落有形，悉皆滓秽……五脏六腑四肢百骸，必先一一洗涤净尽，纯见清虚，方可进修。"

功中很快会出现气流动感，有的人可能会感到有凉或温热的气流从腿流到脚下，均为正常反应。患有高血压、失眠健忘、头昏目赤、心烦意乱者可多练此功。

第二节 中医传统辟谷养生功功理

在你体内和四周空间里充满了宇宙中孕育生命、培养生命的伟大力量！当你需要并坚信这股力量的存在的话，你就会找到并且能获得它的帮助。这力量存在于自己的体内，即潜能力。

希望并能拥有这潜能力的前提就是必须坚信它的存在，然后用心以及用某种适当的方法去找寻它。当你拥有它的时候你就拥有了健康，就拥有了财富——健康是人类最大的财富！

让我们一起坚定信心找寻它、拥有它和健康的身心。辟谷，就是找寻和拥有这种潜能力和自身身心健康的卓有成效的方法之一。

既然辟谷能达到祛病强身、开发潜力这一目的。我们就必须去研究辟谷机理以及对人能产生哪些方面的影响。

辟谷，是指不食五谷，也不吃烟火之物。通过独特的方法，例如导引食气、药饵等来达到不吃不饿而体力、精力以及智力不比正常饮食时减退甚至更好，以至于在这种奇特的体验中实现了体质的更新，灵力的升华。

一般人只要 7 天不吃就会饿死。为什么辟谷者数天乃至数十天或数月乃至数年不食人间烟火都饿不死呢，其持

续生命运动的能量来源于哪里？他们的这种潜能力是如何
获得的呢？

一、关于辟谷

辟谷之说，古已有之，纵观古今典籍或民间野史，时
见其踪。古人对辟谷一词又有别称，如却谷食气、服气辟
谷等，其叫法虽多然意义均同。意思均是断除五谷杂粮、
烟火之物，同时配合一种特殊的服气修炼，来达到得道成
仙之目的。

古代宗教先哲对辟谷又是如何认识的呢？佛祖释迦牟
尼曾言："若五体之内有任何病患之时，先应绝食物矣。"
为悟真理明心见性，释迦牟尼在未成道之前，曾到雪山之
上进行 6 年之久的苦行，日食一麻一麦，身体瘦成一副皮
包骨。最后终于得悟大道。

时至今日，仍有传闻说西方佛教界曾有过午不食之说。
意思就是过了中午以后就不再进食。而佛家医典《医方明
中》中也把断食作为治病的一种主要方法。

在我国宗教中道教是属于土生土长的一种宗教。而道
教对于服气辟谷的记载以及方法、效果等论著就更多了。
且看道家《中黄经》是如何论述辟谷的："凡服气断谷一旬
（10 天）之时，精气弱微，颜色萎黄。二旬之时，动作瞑
眩，肢节长痛，大便苦难，小便赤黄，时或下痢，前刚后
溏。三旬之时，身体消瘦，身重以行。四旬之时，颜色渐
悦，心独安康。五旬之时，体复如故，机关调畅。七旬之

时，心恶喧烦，志愿高翔。八旬之时，恬惔寂寞，信明术方。九旬之时，荣华润泽，声音洪彰。十旬之时，正气皆至，其效极昌。三年之后，瘢痕灭除，颜色有光。六年髓填，肠化为筋，预知存亡经历。九年役使鬼神，神明侍傍，脑实肋胼，不可复伤，号曰真人。"

由此我们可以看出道家对辟谷服气认识，可见辟谷服气术对于道家来说是作为一种修仙成道的特殊的重要方法。

由于辟谷服气某些方面对人的特殊作用，使这一特殊的养生技术得以自成体系并流传至今。尤其是养生功法这一传统健身方法日益普及的近年，辟谷养生术这种特殊的祛病健身术，也逐渐被人们所认识、认可乃至掌握。这种特殊养生技术必将为众多受疑难病折磨的人和开发自身潜能的人带来健康和灵力。

二、辟谷理论

（一）吃出来的病

人的生命之所以能够存在，在于空气、水和食物这几个基本条件，离开这些就会无法生存。

既然食物对人这么重要，那又为什么说有些病是吃出来的呢？

第一，通常我们吃下去的食物是要经过消化系统去消化、吸收后成为人生命运动中所需要的能量。这种消化、吸收直至排泄废物的过程是比较长的，难以消化的食品其时间可能更长。这些东西在消化系统中存留时间越长，产生化学变化的过程就越长，这种化学变化就不可避免的会产生一些对人体有害的毒素而被人吸收。尽管可能产生的毒素不是很多，但日积月累，终会成为某些疑难疾病发生之根源。

第二，现在人们普遍存在营养过剩的问题。吃得过多，消耗过少。能量会在人体内储存起来。临床发现，高血压、心脏病、脂肪肝等病肥胖者高发。

肥胖是直接导致人健康状况下降的原因之一。随着人们对健康概念的新的认识产生。肥胖已不再被人们看作是福相、富贵的象征，而是作为一种病——肥胖病进行研究和防治了。

肥胖对人的危害，古人早有认识，其病因病机乃为脾肾气虚、运化输布失司，清浊相混，不化精血，膏脂痰浊内蓄，而致肥胖。晋·杨泉《物理论》指出过度肥胖能直接影响人的寿命："谷气胜元气，其人肥而不寿；元气胜谷气，其人瘦而寿。"

医学水平不断提高的今天，对摄食过度、肥胖的危害有了更深、更细的认识。认为患同样疾病的人，肥胖比正常体重者死亡率明显升高，甚至某些疾病如糖尿病、胆石症、肝硬化等患者；肥胖者比体重正常的死亡率高2.06 ~ 3.83倍。肥胖会引起许多并发症及内分泌代谢方面的紊乱，如糖尿病、高脂血症、高血压、痛风、动脉硬化、脂肪肝、胆囊疾病不孕症、心脏疾病、脑血管病、某些癌症、皮肤病等。

外国学者对此亦进行研究并指出，自身的食物中会使人产生多种疾病。比较有名的是苏联病理学家梅尼基可夫的"自身中毒"学说，并因此学说而获诺贝尔医学奖。他的理论是："大肠中粪便积聚，因而产生腐败细菌，形成有害物质，引起自身食物慢性中毒，于是发生疾病与衰老。"

（二）辟谷祛病的机理

圣人有语精辟至极："食，色，性也。"一语道破真谛。说明人类自身能得以生存繁衍下来的本能之一即为饮食。然而在饮食适当满足了维持生命运行所需的能量以后的多食、精食，就是人自身过度满足了另一欲望：逸欲、贪欲。在满足了这逸、贪两大欲望的同时，也同时得到疾病。这些在上节中也有详述。但是饮食毕竟是人生存的本能，怎样战胜这两大欲望才能进入到辟谷状态，为什么辟谷状态能祛除疾病呢？其机理是什么？

辟谷为什么能祛病，古人早有断论。吕祖纯阳有语："欲要长生，腹中长清；欲要不死，肠无渣滓。"而古代医学家也提出"倒仓"理论，即清理体内肠内毒素之理论。人体内消化系统犹如一化工厂，该系统在产生人体必需的能量的同时，必然会有副产品产生，粪便等只是看得见的一部分。这些副产品由于种种原因得不到及时清除清理，日积月累，久后必然导致仓库内道路拥挤而产生种种弊端。就人而言也是如此。消化系统之副产品产生的毒素在毒害人体，阻塞经络，而过食引起的营养过剩、脂肪堆积也应是人体致病原因之一。辟谷可谓是清除体内垃圾的最有效的一种手段。

通过辟谷，可以有效清除体内毒素，也就犹如清除了交通道路上的路障一样疏通了经络，经络通畅自然疾病就会祛除。正所谓经络"通则不痛，痛则不通"。

实践证明，辟谷对多种疑难病症确有卓效。通过实践发现其适应证非常广泛，辟谷确实可以起到祛病启灵之功用。

既然辟谷是一种以不感饥饿而不吃的特殊状态，那人是用哪一种能量为维持或者说使持续生命的呢？

国外断食疗法研究者认为，人在断食断水的情况下可以活7天，而在照常饮水的情况下断食可存活一个月以上，甚至更长时间。其理论根据是人在断食期间是靠分解体内多余的能量脂肪等来持续生命的存在，从而实现了清仓理库的工作，以达到祛病的目的。

从理论及实践效果，有不少人认同此观点，并且其典型特征即为体重下降（这一点和辟谷实践者有所相同），但从现象分析，辟谷期间靠分解体内脂肪来维持生命并不全面，首先是时间问题；其次，辟谷者辟谷期间能量来源于哪里。要理解这个问题，先解释一下辟谷与断食之区别。

要了解断食与辟谷之区别，就要首先明白什么叫断食疗法，什么叫辟谷。

断食起源于宗教，其祛病、启灵之效也非常显著。国外有不少国家对此法广有研究。有资料载日本、欧洲、美国等均有运用断食疗法（亦有人称饥饿疗法）来医治疾病。

断食，即断除饮食。断食疗法即以断食为手段来达祛病疗疾之目的的疗法。这种疗法是一种以人为断除进食，也就是以饥饿作为代价，以达到消耗自身多余脂肪以及溶解自身毒素而得到健康的。

饥饿，尤其是并不缺乏美味食品情况下而有意识的饥饿，这对人来说，无论是生理上还是心理上无疑都是一件非常痛苦的、令人难以忍受的事情。可以设想一个人在美食就在眼前伸手可及，腹中饥饿难耐的情况下能去坚持挨饿，这需要多大的忍耐力和勇气。

辟谷也是断却五谷、不食人间烟火，但进入辟谷状态是以不饿、体力精神不减才不吃的。辟谷的基本原则是不饿就不吃，饿就吃，也就是一切顺其自然，不勉强非人为的自自然然的断除了五谷杂粮，从而达到清仓祛病之功效。

饿与不饿，一字之差，心理上的感觉却截然不同。我们都知道心身两方面是不可分割的共同体，一字之差两种心情，两种心理感受，必然产生两种结果。这就是断食疗法（或者称为饥饿疗法）与辟谷养生的区别所在。断食疗法完全是以消耗自身多余能量（如脂肪等）来作为持续生命的动力的，而身体内多余能量毕竟有限或者说始终有耗尽之时，可以想象身体内能量耗尽之时也就是生命结束之时了。而辟谷者除了运用了身体内能量作为生命动力以外，还有另外之外来能量作为生命动力，否则怎么能几个月或者是几年不吃而照样成活并且与常人无异呢，这些辟谷时间很长的人从古到今都有实例存在。

古代辟谷者的实践记载是否真实今人无从考究，而1995年多家新闻机构报道："江西宁都青莲寺25岁尼姑释宏青，不吃饭不食水果不吃药，仅靠饮大量白开水，持续辟谷898天。"时间如此之长，说明除了用消化吸收能量这一循环方式来摄取能量以外，可能有另一种形式的摄取能量方式。

很多练功者都有这样的体会，练功练到一定的阶段会发现身体的某个要穴或者是周身汗毛孔都有气流流动、出入的感觉，这种感觉越强越明显，收功后人越轻松。这是因为人在与自然间、宇宙交换能量。随着自动交换能量的能力的提高，人摄取能量的另一种功能就被开发出来，即常说的天人合一功能，这时人就会出现辟谷现象。这一点道家理论的一句话就阐明了它——"气足不思食"。也就是指功到境界可辟谷食气，食"天粮""仙粮"来持续生命，净化肉身。道书中所言"天粮、仙粮"还是指气。气是什么，中医理论明确指出，气是构成人体和维持人体生命活动的最基本物质。也可以说气是构成世界的基本物质。《类经·摄生类·古有真人至人圣人贤人》有语："夫生化之道，以气为本。天地万物，莫不由之……人之有生，全赖此气。"《医门法律》也说："气聚则形成，气散则形亡。"

明白了气的概念，同时也应明白气的来源。一是先天气来源于父母精血，另外就是后天之气。后天之气来源于自然界中的水谷之气和清气这二部分，辟谷者则主要是摄取自然界之清气或者说是宇宙之气之能量。这也是辟谷者可数月或数年不食也照常存活的原因，也是与断食者最大的不同之处，也是使辟谷者始终处于肠清体轻精力旺盛状态的原因。处于这种状态的人身体康健，这亦是辟谷祛病的道理所在。

三、中医传统辟谷养生术

中医传统辟谷养生术多以功至化境而自然出现或者是以师传单授方式得以出现。群体辟谷现象早期资料未见记载。中医传统辟谷养生术以信息导引和功法导引相结合的方式来使练功者自然而然地进入辟谷状态。方法可谓至简，且严守大道自然之法则——即以不吃不饿精神好为准则，并非人为有意断食，故使习练者无论心理上或者是生理上都较容易适应，所以具有安全性高、实施极为方便等特点。但需有经验的老师指导，这是至为关键的。下面将辟谷实践中的关键问题一一作一详述，以使习者随着身体奇妙体验产生的同时去掌握系统的理论和若干方法。

前面已讲述本功法辟谷方式可为至简，往往只言片语或者一种手势、眼神，即可将多数练功者引入辟谷状态。为什么能如此之快的使人进入这种特殊状态呢，机理应该是非常复杂的。但也可以简言为信息的奇妙作用。

对信息的定义理论至今仍存在诸多争论，此处暂不深讨。中医的传统说法，信息者"消息"也。它源自《丹阳修真语录》阴阳理论里"阳盛阴消，阴衰阳息"一词，因此我们可暂把其理解为特殊的辟谷消息在起作用。

中医传统辟谷养生术是让学习者接受辟谷信息，自动进入辟谷状态，那么习功者就要用心去体验信息在自身所起的作用，用心去把握机遇。若出现无饥饿感，看到食物亦无食欲时，即为辟谷状态产生，此时应把握机遇，加强练功，使清仓祛毒工作得以顺利进行下去。进入辟谷状态以后，由于断绝了烟火之食，身体必然会产生诸多变化，并且生理上的变化促使心理上也产生更多的变化，也就是说人完全是由常态转入特异状态，此时应时时接受老师指导，以根据自身身体状况变化做出合适的调整。

群体辟谷体验是把辟谷作为一种祛病强身、启灵开智的手段来进行的，因此辟谷时间长短不能强求人为统一。也就是说体验时间长短完全是遵循不饿不吃、有精神这一自然法则来进行的，其辟谷时间的长短应完全根据身体的需要接受潜意识的指挥而去设定，千万不能片面地追求祛病或长功速度而人为延长辟谷时间，要知道那样做会适得其反，弄巧成拙而出危险甚至危及生命，因为凡事总有其度，过度必然违背大道自然之法则，其结果自会不理想。

辟谷中出现饥饿感证明可能要结束辟谷状态，此时可少量进食稀汤或稀饭，进食时若无难受感证明身体自动恢复正常态，此时应按复谷技术进食。复谷技术至关重要，切不可盲目进食。复谷关系到巩固、加强取得的功效，复谷不当会损伤身体，复谷技术放在后面讲述。

就辟谷状态而言，应当把辟谷状态分为以下数种：

1. 功至化境而自然辟谷

指练功者功力到相当高的境界时自然出现之状态。古代修习仙道者都属此种状态。

2. 特殊情况偶然辟谷

好多人都知道有的野生动物生病时会自动断食疗疾直至疾病痊愈。据称水稻偶断水少许时日，不但不会减产反而有可能能增产。正常人或有病之人都有突然数日不进食而体力依旧或疾病有所好转的事例。

3. 根据身体需要主动辟谷

指利用特殊功法或功法药饵相结合进行主动辟谷。这完全是人为的有意识的进入辟谷状态以达目的的方法，因此必须有老师传授及监护方可实施进行。

4. 接受信息导引自然辟谷

这种方法是在有组织的情况下靠老师发布信息能量而群体进入辟谷状态，其方法简单方便，但机理尚无定论，需要进一步研究。

若就辟谷程度而言又可分为如下几种：

1. 全辟

不论辟谷时间长短，辟谷期间均粒粮不进、滴水不喝，但仍神清体健如常人。

2. 类全辟

不论辟谷时间长短，仅靠饮水以存活，或者进食极少量生水果等物。

3. 半辟

进少量水和水果，或药饵等不食烟火之物，但精神体力依旧。

4. 少食

未进入辟谷状态但食量明显下降，且吃或不吃均无太大反应者。

5. 变化状态

实践中还发现有人从全辟转入半辟或者是半辟进入全辟状态者，也有辟谷期间数次转换者。

在此需再次强调不论辟谷者的状态、程度如何，都应正确掌握要领，随时接受老师指导，使自己能安全迅速的祛病增功启灵才是目的，任何时候都不能违背大道自然之法则去强求自己，那样可能会搞成旧病未除又添新忧。

第三节　辟谷期间的身体反应

人生病之所以能够痊愈，就在于人体本身固有一种自我修复能力，我们称之为自愈力，而辟谷正是唤醒并且加强这种能力的最好方法之一。在辟谷的过程中，身体会出现有各种反应。原因有以下几种：

由于机体新陈代谢作用的增强或血液酸毒症的影响，辟谷刚刚开始的时候，有的人会出现全身倦怠、头痛、关节痛、头晕等现象，有的人会发热，或畏寒、心悸等情况，也有的人会出现类似感冒症状，如感觉手脚有些发凉、畏寒、打喷嚏、流鼻涕现象。这些都是身体的正常调整。第一次辟谷者都会经历一个身心适应过程，出现一些反应不需要过度担心。只要按照辟谷方法认真去做，各种反应很快就会缓解。经历过几次辟谷以后，人们的身心就会逐步适应，很多现象也自然会逐步消失。

一、血压变化

辟谷期间血压比平时偏低是正常现象。一般会在复谷以后就恢复到正常值，而有的高血压病患者经过一次或者几次辟谷以后，血压大多数可以恢复正常。

二、感官变化

辟谷期间因为身心清净，感官较平时更为敏感，听力、视力都比平时大幅提高。除此之外，味觉、嗅觉也会变得十分灵敏，即便是清淡的味道，远处的微微香味都容易被你感知到，大脑也会变得很清晰，各方面反应力都会有显著变化。

三、其他身体变化

有的人刚刚开始辟谷时，会出现口腔反应，比如口有黏腻苦涩，甚至发苦、发臭的味道；喉咙发干并且痰多等现象。体内的废物成为气体通过肺部排出，所以会有口臭现象；因身体的废物毒素从肠和胃上升到舌，所以会长出舌苔。

另外，由于体内废物排出方式不同，有的人可能会有轻度腹泻的现象，也有的人因为从汗毛孔排出废物，所以有体臭现象。辟谷期间，体内毒素会通过皮肤排出，所以有的人会出现皮肤发痒，甚至类似于过敏反应。辟谷期间有的人排小便会出现尿液异常现象，比如小便次数增加，小便颜色表现出短或者赤浊而黄的状态，颜色比平常浓且有恶臭。大便还会排又臭又黑如稀泥般的黑便，似柏油。黑便或宿便的排泄时间因人而异，有人在辟谷中，有人在开谷期，也有人在几次辟谷后才排出。同时，明显感到肠蠕动增加，肠鸣和排气量较多，体内废气大量排出体外。

四、去病反应

辟谷中，本身有疾病的人会呈现各种去病反应，有的人可能还会稍显严重。这时候更要加强练功，及时调心，必要时，请指导老师或者医生做心理辅导或者调理。平常时节，我们人吃下的食物，在满足了生存的需要以后，多余的营养，会储藏起来，以备后用，这是人类在长期的进化中产生的能力。正常情况下，多余的能量会变成脂肪，而储存于人体脏器中以及皮下等部位，当你一旦开始辟谷，首先要消耗的就是这些储存的营养。所以大多数人会有体重减轻现象，从而达到减肥的目的。

第四节　复谷技术

经过一段时间的辟谷以后，体内毒素等得到有效清理，此时人会自然恢复饮食欲望，说明辟谷过程即将结束，那么怎样恢复正常饮食呢？复谷不当会不会使已取得的功效失去甚至会损伤身体呢？

一、复谷原理及原则

复谷与辟谷有着同样重要的作用，复谷不当，则很多通过辟谷刚刚康复的疾病在复谷后又会反复，因此必须重视复谷的作用。

首先，辟谷结束，胃肠重新接受大脑发出的进食指令，蠕动逐渐增加，但毕竟处于恢复阶段，因此运化能力有限。这时过度进食会增加胃肠道的负担，蠕动缓慢的胃肠道难以适应短期内的大量蠕动需求，造成过用损伤作用。其次，由于辟谷期间摄入极少，肝肾等脏器分泌用于降解食物未完全代谢产物的酶类也逐渐减少，如果在复谷期间大量摄入高脂高蛋白饮食、饮酒、服用大量药物等，这些物质降解产生的有害物质较多，但此时各类降解酶水平还未恢复，肝肾等脏器尚未恢复正常解毒功能，此时会造成有毒代谢产物在血液中浓度过高，极易使辟谷后刚刚康复的疾病再次复发。

另外，由于久未进食，人体多余能量储备已基本用完，此时虽运化能力减弱，但吸收功能极强，平时的正常饮食在此时就会因吸收增强而变为过量饮食。如高血压患者，辟谷后血压往往能够下降至正常或正常高值水平，但若辟谷后马上进食高油或高盐食物，此时吸收能力极强，就会使血液中的浓度过高，此时受到高油、高盐饮食激发，血压有可能会重新上升。

因此复谷期间应禁难消化、高油、高盐、高营养、生冷硬质食物，遵循松软、少量的原则。有饥饿感时可开始进食极少的稀汤（如小米汤、大米汤）或稀粥二至三日，然后再逐日递增，一星期后可基本恢复正常饮食。复谷期间忌用荤腥之物，以使肠胃得以适应，并巩固效果，这些是极为重要的事情。也曾有辟谷7天顽疾得愈，但由于盲目进食而复发的事例。所以辟谷后复谷期间的饮食极为重要，切不可贪一时口欲而功亏一篑。也有的人要经过好长一段时间才恢复正常饮食，这也是正常的。无论身体产生何种奇妙变化都不要去追求，多与周围功友交流，多与老师保持联系，以便安全的保持辟谷功效，这也是每个人都要牢记的。

二、复谷方法

复谷期一般两周，有慢性疾病需康复者可适当增加复谷时间。复谷期间的饮食、作息、生活方式都需要进行调节，同时复谷期间需要保持一定的练功量。值得注意的是，复谷期间，由于饮食减少，体重会进一步下降，同时很多疾病在复谷期间会进一步缓解或痊愈，因此一定要注意复谷方法及流程。

1. 饮食

复谷期间严禁食用咸菜、腐乳等辛辣、多盐食品。同时复谷期间要保持定时、定量饮食的习惯，保证一天定时三餐。有些可能存在农药残留的蔬菜、水果应尽量避免进食，水果尽量削皮。可能含有化学物质的食物，如各类零食、方便面、含有较多添加剂的乳饮料、八宝粥等应尽量不吃。复谷期间添加任何饮食，刚开始时都要遵循少量的原则，待身体耐受，再逐渐增量。复谷期间，严禁食用人参、黄芪等药材或补品，禁止饮茶饮酒，禁止使用过冷或过热食物，以免对胃肠道造成不利影响。复谷开始，饮食量及种类均要少，以后逐渐增加饮食量及种类。

复谷前三日应以米粥为主，小米养胃，推荐最好为小米粥，大米粥也可以，不推荐其他粥类，米粥建议最好多熬一段时间。有些人为了保养脾胃，祛除疾病，坚持食用 1 周小米粥，去病效果更好。辟谷后第一餐，一小碗稀米粥即可，同时要注意将米粒嚼碎嚼烂，然后下咽。第二餐可增加一碗小米粥，可稍稠。第三餐可继续食用稠一些的小米粥或大米粥。以后每日小米粥食用量可递增。

第二日可吃少量水果，食用时要注意嚼碎嚼烂，或者打成果汁，去除渣滓后饮用。

复谷第四日可以吃稀软面条，可加少许盐，也可不加，三餐量也由少逐渐增多。第五日可稍加调料，但不可加辣椒、胡椒等刺激性调味品，可以在面条里加一些蔬菜、豆腐等菜类。第六、七日可以吃一些炒菜，但是一定要注意少油、少盐的原则。

复谷第七日开始可以吃肉类食品，但一定要注意少量开始，刚开始时可吃一些少油且容易消化的鱼类食物。以后每日量及种类逐渐递增。

2. 生活方式

复谷期间一定要注意自己的情绪，不得大喜、大怒，也最好不要立刻进入高强度的工作，应该有一个过渡阶段。复谷期间应保持练功时间，第一周每日至少练功两次，每次能保证 20～30 分钟以上，第二周也应保持每日 30 分钟以上练功时间。复谷后也应坚持练功，保证每日至少 1 次，20 分钟以上的练功时间。当然，练功时间越长，对于疾病的去除效果也越好。复谷期间应保持规律作息，避免晚睡、晚期等不规律的作息。复谷期间还严禁性生活。复谷期间也要增加户外活动时间，以散步为主，避免过多大的消耗性活动。复谷后也应该尽量保持良好的生活习惯，多多练功。

第五节　辟谷不适人群及辟谷对人体的作用

一、辟谷不适人群

实践证明辟谷养生术祛病之速度确实较快，但凡事总有利弊，故有以下几种情况者暂不适宜参加辟谷养生实践。

1. 患有精神病，或有精神病病史以及有家族精神病史者，严重神经官能症患者、严重忧郁症患者、癔症患者均不宜参加。

2. 严重心脏病患者、脏器动过移植手术者、恶性病晚期者、身体极度衰弱者、身体严重瘦弱者也不宜参加。

3. 年龄过大（超过 70 岁）、过小（处于身体生长发育高峰期），也不宜参加。

4. 消化系统有严重溃疡病患者，内脏经常出血者均禁止参加。

5. 心志不坚、性格多疑且易怒易变者往往效果不显，因此也不宜参加。

养生功法练习服气过程，内气充足后会产生得气反应，气冲病灶反应，这些都属于身体内在的体验，不明其理者会与一些封建迷信思想联系起来。若不能透彻理解养生功法原理，对内在身体反应的错误理解易诱发精神类疾患。因此患有精神病或有精神病史以及有家族精神病史者、严重神经官能症患者均需在医生建议下慎重参加。

短期强化进行的养生功法练习，会产生强烈的气冲病灶反应，尽管这对身体是有好处的，但此时身体仍会产生诸多不适，因此心脏支架患者、脏器移植手术者、恶性病变晚期者、身体极度衰弱者均需在医生建议下慎重参加。

辟谷可使胃肠道处于休息状态，特别是辟谷数日后大脑彻底接受断食信号，减少胃酸分泌后，最大限度减轻了平日胃酸对胃肠道的不断侵蚀。加之辟谷功法练习对情绪的调节作用，同样对胃肠道疾病的恢复有极大益处。因此辟谷对慢性胃炎、胃溃疡、痢疾、便秘等消化系统疾病有极好的康复作用。但毕竟在辟谷最初几日，由于进食减少，但尚有胃酸分泌，胃酸对未进食胃肠道会有一定的过度刺激作用，因此严重的消化系统疾患，如有严重溃疡病患者，内脏经常出血者均需慎重参加。

对于辟谷初学者，初次辟谷时间不宜过长，一般以7～10天为宜。由于长期的饮食生活习惯和已适应的生理周期，多数人会在辟谷第3～5天出现轻微不适，加之辟谷初期，为补充机体能量消耗，机体会加速对体内储存多余脂肪的消耗，这时会产生酮体、乳酸等未完全代谢产物，会使机体产生乏力等不适，这时通过适当增加行走等低消耗运动，结合大量饮水，可加速新陈代谢，促进这些物质的消耗与排出。辟谷中后期随着服气质量的不断提高，元气更加充足，代替了分解体内能量贮备提供的后天之气的能量供给，则这些反应会逐渐消失。初次辟谷者通过7～10天的辟谷活动，消除对辟谷的不适心理与身体反应，在再次进行较长时间的辟谷时就会自然消除很多心理顾虑引起的不适。

二、辟谷对人体的作用

（一）辟谷疗法对脾胃功能的调整

脾位于中焦，为人体后天之本，李中梓在《脾胃论·脾胃胜衰论》中说"百病皆由脾胃衰而生"，脾主升清与运化，并统摄血液，其中运化水谷精微是其最主要的功能。《素问·经脉别论》指出："饮入于胃，游溢精气，上输于脾，脾气散精，上归于肺，通调水道，下输膀胱，水精四布，五经并行。"指出脾气散精，能使饮食中的营养成分即水谷精微输布顺转，内养五脏六腑，外濡四肢百骸，所谓升降之枢纽，全在脾土之运用，土旺则阳升阴降，营卫周流，百骸康泰矣。生理状态下，脾气得健，则中土得运，纳运有常，升降有序，清阳得升，浊阴得降，散精有力，灌溉四旁，脏气平，六腑通，气血无所滞，痰湿无所聚。一言蔽之，脾气散精是指将饮食中的营养成分有效地输送至全身，并被充分利用的过程，是人体获得有效能源和维持正常代谢的关键环节。病理状态下，由于饮食不节等各种因素致使脾气受损，健运失司，水谷精微输布障碍而致脾失散精，脾失散精的病理形成后，水谷精微不能正常运化而产生痰湿、瘀血等病理产物，水谷精微不能布散至五脏六腑四肢百骸，致使机体失去濡养滋润，加之夹痰、夹瘀而变生百病。如肥胖病、2型糖尿病、高脂血症等。长期饮食不节，过食肥甘厚腻，一方面可致水谷精微在人体内堆积成为膏脂，形成肥胖；另一方面，脾失散精，导致枢机不利，大气不转，精微物质和水湿不能布散运化而湿浊内生，蕴酿成痰，痰湿聚集体内，使人体臃肿而加重肥胖，肥胖生中满，中满生内热，胃肠热盛，脾土不健，消谷不化，水谷精微失于散布，机体失养，发为消渴。此外，脾失散精，精微水湿失于运化，聚而为痰，痰浊壅阻血脉，使气血凝聚成瘀，而生高脂血症。由此可见，脾失散精是引起肥胖、高脂血症、2型糖尿病等疾病的主要病机。

由于现代物质生活水平的改善，肥胖、2型糖尿病等生活方式相关性疾病的发病率逐年上升。辟谷是对人体的消化系统进行休整，对消化道进行清理和修补，故辟谷对消化道的慢性疾病（如难以治疗的直肠炎）具有很好的疗效。脾胃不仅是营养之源，也是主要毒素来源。毒素排干净之后，不但增强了肠胃的吸收力，且使消化系统工作效率提高，营养吸收也跟着旺盛起来。

辟谷期间，人体饮食最大程度减少，脾胃得到充分的休息。练功气足之后，人体饥饿感不明显，同时由于没有消化食物的需要，辟谷中后期，胆汁、胃酸分泌随之减少，最大限度地消化液对消化系统的刺激，慢性消化道疾病在这一时期往往能够得到康复。另外由于胃肠道环境的改变，肠道菌群也会重新建立，这些都有助于脾胃功能的恢复。

（二）辟谷对人体的综合调理作用

1. 排毒、清肠

人的疾病很多是由人体内环境的有害物质造成；人体内之宿便长期停留在大肠壁上，中、西医学均视这种宿便为百病的根源。要想治病，首先要清除宿便。但不是非灌肠和服用泻药来清除，只要施行断食疗法，做一次全身的"大扫除"，彻底清"仓"，就能有效。断食一星期，宿便就会被完全排出。

2. 减肥

辟谷是瘦身的法宝。正常人体内储存丰富的脂肪，辟谷后，脂肪可转化成能量。按每人每天消耗 1500 千卡热量计算，一般可足够三个月的需要，肥胖者可达一年左右。但长期饥饿使脂肪动员加强，大量产生酮体，有可能导致体内酸中毒。辟谷前 5 天，体重减轻最明显，平均每天 1 ~ 2kg；5 天后，平均每天减 0.5 ~ 1kg；10 天后，0.3 ~ 0.5kg。根据我们的经验，辟谷 7 天，体重一般下降 3 ~ 10kg，体重轻者下降较少，体重大者，下降较多，甚至超过 10kg。

3. 净化血液，软化血管

辟谷期间会消耗并利用弱化、病变的组织，如肿瘤以及附着物等废物。辟谷后，物质的分解代谢相对加快，血管壁内的血栓易被溶解而使血流通畅。沉积于动脉内膜的脂质也会分解析出，血管软了，纯洁了、健康了、通畅了，它带来的鲜红优质动脉血输送到全身各器官、细胞，濡养了各器官，使各器官健康、升华。血管又通过静脉，把全身各器官、细胞的废物带走，减少了废物在体内储留时间，纯洁了各器官，减少了疾病，增强了生命力。全身各脏腑均获得排毒和血液滋养，动脉管壁软化，对心脑血管病有益。

4. 内脏调整

常人三餐加点心，过多饮食量大大加重肠胃消化吸收负担；同时为支援肠胃供血，心脏加快搏动；为供氧心脏，肺部加快呼吸；为分解糖分，胰脏要供应大量胰岛素；为分解脂肪，肝脏要供应大量胆汁、解毒；肾脏要过滤尿素、尿酸、重金属等废物；同样，六腑的传送负担也加重，通过辟谷后，使得五脏六腑得到很好的休养生息，大大提高了脏腑的运化功能。

5. 延年益寿

研究表明，老鼠每周禁食两天，不易生癌，且寿命延长一倍。观察动物界不难发现，大凡猛兽如老虎、狮子之类，暴饮暴食，食量大者，其寿命并不算长，而像蛇、龟等，一生消耗的食物并不多，但其寿命能长达上百年者多矣。

6. 滋养心智开发智慧

辟谷期间脾胃不需要过多气血的供给，会使她们变得更加敏锐，因此大脑能收到额外净化后的血液和养料，供给视力、嗅觉、味觉等五官的末梢神经，阻塞大脑的有毒废物也会被清除，因而头脑清醒、思想灵敏、感官更敏锐，并能增强记忆力、精力加倍；许多需要时常公开演讲的知名人士都有一个习惯：在重要的演讲之前少吃，过后再吃。

7. 增强身心修炼效果

辟谷需要练功服气，辟谷期间随着人体饮食减少，能耗减少，日常活动相对减少，练功时间必须增多，相对集中的养生功法练习对于长功非常重要。养生功法练习的调身、调息、调心作用，若能坚持，会使人在喧嚣的社会中保持内在清净空明。

第六节　辟谷常见问题及解答

1. 我参加过其他功法的学习，可不可以再参加中医传统辟谷养生功的学习，有没有冲突之处？

可以，没有冲突。

2. 是否辟谷时间越长功效就越显著？

也不尽然。因为大道自然，辟谷并非人为断食，过度追求反而有害，因此应以不饿、不吃、有精神为准，若饿就必须吃。

3. 辟谷了，是否可以继续服药，可不可以停药？

对于患一般疾病我们主张停用，严重者要视其症状及自我反应来适度用药。

4. 辟谷期间二便味道难闻异常是什么原因？

正常反应，说明清毒效果理想。

5. 失眠怎么办？

这首先要明白什么是真正的失眠。失眠是常见的睡眠障碍现象。由于人们对之了解并非完全，所以有时会把暂时性睡眠不正常误以为失眠。所以说辟谷期间睡眠明显减少，并不是失眠，因为此期间睡眠质量提高，也可能打个盹就恢复了体力。

6. 辟谷期间应注意什么？

不要让自身情绪波动太大，更不要带着情绪练功。戒除烟酒之物以消除其对身体的危害。男同志辟谷期间禁忌过性生活。

7. 什么叫气功触象？

练功的感觉，古人归为八类，故又称八触。分别为：①动触，身体某一部位有跳动感；②痒触，周身或者是局部发痒；③暖触，周身或局部有温暖感；④凉触，身体有凉感；⑤轻触，周身发飘感；⑥重触，身体有沉重感；⑦涩触，身体如树木糙皮的感觉；⑧滑触，有洁滑如油之感。

实践证明，气功触象还有另外感觉。但不一定所有触象练功者都会出现，可能出现数种，也可能偶然感觉到，均为正常。

9. 练功为什么有人收效快，有人慢？

原因复杂，比如对功法理解领悟等方面以及掌握是否得当等都有关系。

10. 辟谷期间会不会饿坏？

辟谷与禁食不同，辟谷的基本理论基础是"气足不思食"，辟谷是以辟谷养生功法练习补足人体元气为基础。辟谷期间人体不仅不会表现为过度疲劳、乏力、饥饿，相反辟谷者还会感觉精力充沛、活力无限。辟谷者会因突然中断数日饮食而有所恐慌与不适，只要克服心理关，辟谷是非常安全、有效的。同时，我们在辟谷期间会检测血压、血糖、体脂成分等基本生理生化指标，同时辟谷指导老师及医护人员会全程指导与监护，保证辟谷的安全性。

11. 辟谷后各类疾病会反弹吗？

因人而异，任何治疗方法都不会是一劳永逸的效果。辟谷后同样需要坚持养生功法的练习，保持良好的生活习惯，同时要严格按照复谷流程进行复谷，保持良好的心态。只要能做到以上注意事项，那么一般康复的疾患就不易复发，否则，疾病就会反复。关键还在于自己。

12. 辟谷期间出现不适怎么办？

辟谷期间出现不适主要有以下几种原因：

（1）正常身体不适：辟谷期间也有可能出现正常的身体不适，此时若能耐受则继续观察，若不能耐受应及时就医。

（2）气冲病灶反应：气冲病灶属于练功反应，一般参加辟谷者身心都会有或多或少的不适，若练功有效，都会出现气冲病灶的不适反应，此时应及时与指导老师沟通，了解出现不适的原因，消除恐惧心理。

（3）心理恐惧：辟谷时出现不适，辟谷者很容易联想到，不适是否为不吃或养生功法练习造成，心理产生恐惧后，又会放大这种不适，不明其理者会由于恐惧而放弃辟谷或养生功法练习，这就十分可惜。因此练习者一定要明白练功与辟谷原理，科学合理的开展辟谷活动。

第六章

实验研究与典型案例

第一节　实验研究

从 2010 年开展第一项辟谷养生研究课题——广东省梅州市科技计划项目"中国传统辟谷养生术应用研究（2010B61）"以来，先后完成了宁夏医科大学特殊人才科研启动项目——中国传统辟谷养生功降压作用研究（XT201411）、宁夏医科大学科学研究基金资助项目——辟谷养生术对血脂异常患者的脂代谢调节作用及机制初探（MX2015009）、宁夏高等院校科学研究项目——基于文献整理与实地调研的辟谷养生功法完善及治未病技术规范化研究（NGY2017106）。目前在研宁夏自然科学基金项目——基于肠道菌群调控途径探讨中医辟谷养生技术对代谢综合征人群的干预机制（2019AAC03091）、宁夏教育厅宁夏医科大学中医学一流学科项目（NXYLXK2017A06）重点孵育项目——基于肠道菌群调控途径探讨中医辟谷养生技术对一般人群的干预机制等项目，发表相关论文 10 余篇，并在 2014 中国医学气功学会学术年会、2017 年中国中医气功高峰论坛，2019 年世界医学气功学会做相关主题发言。研究成果受过国内学界的关注。虽然目前研究均为小样本案例研究，但国内外同类研究极少，可作为大样本研究的借鉴。

一、辟谷期间生理生化指标变化

（一）辟谷养生对 10 例健康受试者生理生化指标的影响

1. 对象

（1）**一般资料**：本研究通过医院门诊及社区招募公告招募符合纳入标准的健康受试者 12 名，所有受试者均需完成为期 7 天的辟谷养生治未病活动，因时间原因脱落 2 例，最终纳入有效对象 10 例，其中男性 6 人，女性 4 人，年龄 23 ～ 68（39.3±12.02）岁，所有受试者知情同意并填写知情同意书。

（2）**纳入及排除标准**：年龄 20 ～ 70 岁之间，意识清楚，无痴呆、记忆障碍等意识问题，行动正常，无神经肌肉类身体疾患，有充足的时间参加 7 天集中辟谷活动；排除患有各类严重疾病及精神病患者。

2. 研究方法

（1）**辟谷干预**：辟谷干预分为辟谷限食期、限食恢复期与长期功法练习期。辟谷限食期 7 天，组织集中练功，早、中、晚各练习静功和动功 1.5 小时以上。练功间期进行功理功法讲解。练功时用音乐和语言进行导引。每次练功后均进行全身重要穴位拍打。辟谷期间饮用矿泉水，可进食水果，种类不限，如受试者饥饿感明显则饮用稀粥或恢复正常饮食。辟谷恢复期饮食按照复谷流程要求进行，至逐渐恢复正常饮食。辟谷恢复期与长期功法练习期均要求练功时间平均每日 30 分钟以上，动静功法不限。

（2）**指标检测**：辟谷限食期第 1 天、第 7 天及限食期后 1 个月测量受试者体重、血压，清晨空腹采集受试者静脉血与尿液，检测血糖、血脂、肝肾功能、尿常规等指标。

3. 结果

（1）**饮食及活动情况**：平均每人每天进食水果约 600g，每人每天饮用矿泉水 800mL 左右。限食期后饮食情况未进行统计。辟谷期间每日进行 3 ～ 4 小时功法练习，练功间隙进行室外行走等轻微体力活动，平均每日总活动时间 6 ～ 8 小时。限食期后活动情况未进行观察。

（2）**一般情况**：辟谷期间所有受试者身体状况均良好，精力充沛，无头晕、无力等现象出现，辟谷第 2 天至第 3 天普遍稍有疲乏感，第 4 天疲乏感消失，大便均逐渐减少至无，小便均色黄且量较少，辟谷期间血压与指尖血糖均在正常范围。

（3）**生理生化指标变化**

①**监测辟谷对体重、体重指数、血糖、血脂影响**：辟谷限食期第 7 天体重、体重指数明显下降，差异有统计学意义（$P<0.01$），限食期后 1 个月指标回升，但仍明显低于第 1 天水平，差异有统计学意义（$P<0.01$）；辟谷限食期第 7 天甘油三酯水平下降明显，差异有统计学意义（$P<0.05$），

1 月后甘油三酯水平回升，与第 1 天比较差异无统计学意义（表 6-1）。

表 6-1　辟谷对体重、体重指数、血糖及血脂影响（n=10，x±s）

时间	体重 / kg	体重指数 / (kg·m⁻²)	血糖 / (mmol·L⁻¹)	总胆固醇 / (mmol·L⁻¹)	甘油三酯 / (mmol·L⁻¹)	高密度脂 蛋白 / (mmol·L⁻¹)	低密度 脂蛋白 / (mmol·L⁻¹)
限食 第 1 天	64.08± 11.90	22.72± 3.65	5.07± 0.57	4.51± 1.93	1.85± 0.89	1.23± 0.25	2.43± 1.74
限食 第 7 天	60.40± 11.72**	21.40± 3.60**	4.68± 0.69	4.63± 2.35	1.07± 0.23*	1.09± 0.12*	2.78± 1.93
限食期 后 1 月	61.76± 11.73**	21.89± 3.60**	5.06± 0.46	4.42± 1.76	1.31± 0.52	1.22± 0.15	2.40± 1.59

与限食第 1 天比较：*$P<0.05$，**$P<0.01$。

②辟谷对血清肝功指标影响：辟谷限食期第 7 天谷丙转氨酶（ALT）、谷草转氨酶（AST）、碱性磷酸酶、总胆红素、直接胆红素及间接胆红素、白蛋白、球蛋白水平均升高，其中总胆红素、间接胆红素差异极显著（$P<0.01$），AST、直接胆红素、白蛋白差异有统计学意义（$P<0.05$），ALT、碱性磷酸酶、球蛋白水平差异无统计学意义。1 月后各指标经检测，均接近第 1 天水平，差异均无统计学意义（表 6-2）。

表 6-2　辟谷对血清肝功指标影响（n=10，x±s）

时间	ALT/ (U·L⁻¹)	AST/ (U·L⁻¹)	总胆红素 / (μmol·L⁻¹)	直接 胆红素 / (μmol·L⁻¹)	间接 胆红素 / (μmol·L⁻¹)	碱性磷 酸酶/U	白蛋白 / (g·L⁻¹)	球蛋白 / (g·L⁻¹)
限食 第1天	20.9± 9.83	19.50± 5.08	20.53± 11.78	3.94± 1.84	16.60± 10.44	67.3± 20.16	45.96± 2.64	26.69± 3.97
限食 第7天	29.20± 22.42	28.20± 18.68*	34.15± 17.33**	6.84± 3.38*	27.45± 15.22**	77.5± 30.20	47.44± 1.61*	27.06± 4.10
限食期 后1月	20.88± 7.51	20.50± 3.57	19.09± 5.24	4.20± 2.53	14.90± 3.87	70.63± 23.15	45.26± 1.80	27.28± 4.37

与限食第 1 天比较：*$P<0.05$，**$P<0.01$。

③辟谷对尿常规及血清肾功指标影响：辟谷限食期第 7 天血肌酐与尿酸水平均升高，其中尿酸水平升高显著，与第 1 天相比差异均有统计学意义（$P<0.01$），1 月后两指标接近限食期第 1 天水平，差异无统计学意义；限食期第 7 天尿 pH 下降，与第 1 天相比差异有统计学意义（$P<0.01$），1 月后尿 pH 值升高至第 1 天水平；限食期第 7 天尿酮体呈阳性或强阳性，1 月后检测全部转为阴性（表 6-3）。限食期第 7 天所有受试者检测尿胆红素、尿胆原、尿糖均为阴性，1 例受试者出现尿蛋白（+–）1 例受试者出现尿蛋白（+），但限食期后 1 个月检测转为阴性；另有两例受试者辟谷限食期第 1 天尿蛋白（±）和（+），辟谷限食期第 7 天及 1 个月检测均转为阴性。

表 6-3 辟谷尿常规及血清肾功指标影响（n=10，x±s）

时间	血清尿素氮（mmol/L）	血清肌酐（μmol/L）	血清尿酸（μmol/L）	尿液 pH	尿液比重	尿液酮体（mmol/L）
限食第1天	4.53±1.18	68.55±14.73	287.35±71.72	6.20±0.82	1.0215±0.0067	—
限食第7天	3.89±0.99	73.32±13.45**	449.93±120.49**	5.45±0.50*	1.0225±0.0079	390±250.06**
限食期后1月	4.09±1.13	64.68±14.26	285.38±71.75	6.20±0.75	1.0235±0.0067	—

与限食第1天比较：*$P<0.05$，**$P<0.01$

④辟谷对血常规指标影响：辟谷限食期第 7 天白细胞、中性粒细胞水平下降，与第 1 天相比，中性粒细胞水平差异有统计学意义（$P<0.05$），白细胞水平差异无统计学意义。1 月后两者水平均升高，但仍低于第 1 天水平，差异无统计学意义。限食期第 7 天红细胞、血红蛋白、血小板、淋巴细胞、单核细胞水平均升高，与第 1 天比较，红细胞、血红蛋白差异较显著（$P<0.01$），中性粒细胞差异有统计学意义（$P<0.05$），血小板、淋巴细胞、单核细胞差异无统计学意义。1 月后，血小板水平继续轻微升高，但与第 1 天水平相比差异仍无统计学意义，其余指标均回落至接近辟谷第 1 天水平，差异均无统计学意义（表 6-4）。

表 6-4　辟谷对血常规指标影响（n=10，x±s）

时间	白细胞/ $(10^9 \cdot L^{-1})$	红细胞/ $(10^9 \cdot L^{-1})$	血红蛋白/ $(g \cdot L^{-1})$	血小板/ $(10^9 \cdot L^{-1})$	中性粒细胞/ $(10^9 \cdot L^{-1})$	淋巴细胞/ $(10^9 \cdot L^{-1})$	单核细胞/ $(10^9 \cdot L^{-1})$
限食第 1 天	5.77±1.76	4.85± 0.37	144.20± 11.32	208.10± 49.37	3.43±1.60	1.88±0.39	0.33±0.11
限食第 7 天	5.20±1.10	5.07± 0.24**	151.40± 8.55**	217.80± 61.06	2.70±0.90*	1.98±0.53	0.38±0.10
限食期后 1 月	5.50±1.26	4.82± 0.34	143.40± 13.38	221.70± 51.52	3.19±1.20	1.84±0.45	0.34±0.10

与限食第 1 天比较：*$P<0.05$，**$P<0.01$

4. 讨论

1921 年美国 Mayo Clinic 的 Wilder RM 教授发明生酮饮食并首次用于治疗儿童癫痫。随着研究的不断深入，生酮饮食的使用对象由儿童扩展到了成人，适应证也不断扩大。生酮疗法用于肿瘤治疗、儿童及成人重症癫痫疾病的治疗，已成为近年国内研究的重点。生酮饮食是产生酮体的饮食，当摄入葡萄糖 <100g/d 或 <2g/（kg·d）时机体产生酮体，所以生酮饮食的核心是低碳水化合物。由于氨基酸可以异生为葡萄糖，因此，传统生酮饮食要求控制蛋白质，为了保证能量供给，在减少碳水化合物的同时，必然增加脂肪的摄入。由此，生酮饮食的特征是低碳水化合物、高脂肪及适量蛋白质，而高脂肪饮食会增加心脑血管

疾病患病风险。辟谷养生疗法限食期减少甚至断绝了碳水化合物及蛋白质的摄入，但是又不需要增加其他营养成分的摄入，辟谷 7 天后，尿中酮体水平明显增加，恢复饮食后尿酮体水平又逐渐转为阴性。实验结果表明，辟谷养生同样可以升高体内酮体水平，但又不需要增加脂肪等高能量物质摄入，这样就不会出现传统生酮饮食疗法高脂肪饮食可能带来的不利影响。由于生活条件提高，膳食结构改变，高血脂已严重影响人们的身心健康，是各类心脑血管疾病的主要诱发因素。本研究显示，辟谷限食可降低血清甘油三酯水平，对心脑血管疾病的预防及治疗具有较大意义，对于辟谷的长期降脂作用尚有待深入研究。

（二）6 名辟谷受试者体重、血压、血糖观察

1. 研究对象一般资料

受试者男 4 名，女 2 名。年龄 36 ～ 75 岁。其中 1 人有高血压病史 12 年；1 人有糖尿病史多年，并于 3 年前因糖尿病足行左腿小腿截肢手术，现戴假肢并可正常行走；1人偶有手臂发麻、转头时头晕、怕风怕凉等表现。

2. 研究方法

（1）辟谷干预：辟谷干预分为辟谷限食期、限食恢复期与长期功法练习期。辟谷限食期 7 天，组织集中练功，早、中、晚各练习静功和动功 1.5 小时以上。练功间期进行功理功法讲解。练功时用音乐和语言进行导引。每次练功

后均进行全身重要穴位拍打。辟谷期间饮用矿泉水，可进食水果，种类不限，如受试者饥饿感明显则饮用稀粥或恢复正常饮食。辟谷恢复期饮食按照复谷流程要求进行，至逐渐恢复正常饮食。辟谷恢复期与长期功法练习期均要求练功时间平均每日 30 分钟以上，动静功法不限。

（2）**指标检测**：于晨起后半小时座位安静休息 5 分钟后使用水银柱血压计测量左臂血压，间隔两分钟后测量第 2 次，取两次测量均值。若两次测量结果差值 5mmHg 以上，再次测量，并测量受试者脉率。空腹采集受试者指尖血测定血糖水平，然后称量受试者体重。

3. 结果

（1）**辟谷期间饮食**：平均每人每天进食水果约 300g，种类有大枣、葡萄、苹果等，饮用矿泉水 500mL 左右。一名 75 岁辟谷者于辟谷第 3 天晨起，测量血压舒张压低于 60mmHg，无其他身体不适反应，建议其逐步恢复饮食，并继续进行中医传统辟谷养生功功法练习。

（2）**辟谷期间活动情况**：每日进行 4～5 小时功法练习，除一名戴假肢受试者，其余受试者均进行户外散步等活动，平均每日总活动时间 6～8 小时。辟谷第 7 天进行爬山活动，所有受试者均精力充沛，体力良好。

（3）**辟谷期间身体基本状况**：辟谷期间所有受试者身体状况均良好，无头晕现象，辟谷第 2 天或第 3 天普遍稍有疲乏感，第 4 天疲乏感均消失，大便均逐渐减少至无，小便均色黄且量较少，除一位受试者第3天恢复饮食后体重升高外，其余受试者体重下降在 2.5～4kg，脉率均在正常值范围内，体重、血压、血糖值见表6-5～表6-7。其中一例受试者手脚发麻、头晕、怕风怕凉等身体不适感消失，一例高血压患者辟谷期间血压逐渐下降，辟谷期间多人出现不自主流泪等现象，一例截肢患者双腿常有气流流动的感觉。

表 6-5　辟谷期间体重变化情况

受试者编号	年龄/岁	身高/cm	第1天/kg	第2天/kg	第3天/kg	第4天/kg	第7天/kg
1	36	160	61	59.5	58.5	58	57
2	36	161	67	66.5	66	65	64
3	36	171	65	63.5	62.5	62	61
4	51	165	78.5	77.5	77	76.5	76
5	58	160	71.5	71	70	69	68
6	75	165	52	51	50.5	52	54

表 6-6　辟谷期间血压变化情况　　　　　单位：mmHg

受试者编号	第1天	第3天	第5天	第7天
1	95/60	90/65	100/65	90/65
2	100/70	100/75	95/70	105/80
3	110/75	105/80	105/70	90/65
4	115/80	105/80	110/60	110/70
5	170/100	150/88	140/88	140/88
6	110/70	100/58	105/70	110/70

表 6-7　辟谷期间血糖变化情况　　　单位：mmHg

受试者编号	第1天	第3天	第5天	第7天
1	4.3	4.6	5.2	4.9
2	7.9	5.3	5.4	4.3
3	6.0	5.3	5.2	5.3
4	5.9	5.7	5.9	5.6
5	6.4	6.6	5.5	5.6
6	6.3	5.8	5.4	5.2

4. 讨论

中国已进入老年化社会，各种慢性疾病多发，中医养生方法在疾病预防中有很大优势，中医养生功法练习在各类疾病的预防与康复中更是具有明显的优势。辟谷养生技术是将中医养生功法应用于养生保健治疗的中医传统养生方法，其安全性和治疗效果均优于国外流行的限食疗法。对其临床大规模应用的安全性及对各类疾病疗效、机制的研究，必将丰富中医养生技术的方法，在防治疾病的过程中发挥其应有的贡献。

二、辟谷对血压影响实验研究

据《中国心血管病报告 2017》提供数据，目前我国有高血压患者 2.7 亿，而高血压又是心脑血管疾病的首要危险因素，心血管病死亡占居民疾病死亡构成的 40% 以上，居首位，高于肿瘤及其他疾病。根据美国高血压协会（AHA）对高血压新标准的修订，高血压诊断由原来的≥ 140/90mmHg 调整到了 ≥ 130/80mmHg。虽然该指南对高血压定义的科学性有待检验，但是下调了高血压的诊断标准，将高血压的防线前移，从而突出了早期干预减少心脑血管并发症风险的重要理念，有助于加强大众对高血压的重视。辟谷属于临床治未病应用实用技术，我们对辟谷降压效果进行总结，并分析辟谷在降压应用中的优势，旨在推动该项技术在高血压防治中的应用。

（一）对象与方法

1. 对象

通过在医院、社区张贴招募公告，先后招募符合入组条件的一般受试者 66 人，分批次参加由宁夏医科大学中医学院中医气功临床应用研究中心组织的"中医服气辟谷技术"课题培训，其中男性 30 人，女性 32 人，年龄 18 ～ 70（44.6±14.28）岁，参加集体练功并完成整个辟谷活动者 58 人，对其进行了辟谷前后期体重、血压检测（正常血压 16 人，正常高值血压 30 人，高血压 16 人）。所有受试者知情同意并填写知情同意书，本实验通过宁夏医科大学医学伦理审查委员会伦理审查（No.2018–227）。

2. 入组标准

（1）年龄 18 ～ 70 岁。

（2）意识清楚，无痴呆、记忆障碍等意识问题。

（3）行动正常，无神经肌肉类身体疾患影响练功。

（4）有充足的时间，可以进行为期7天的集中辟谷养生功练习及辟谷限食。

3. 排除标准

（1）患有各类严重疾病需临床观察，辟谷存在风险者。

（2）异体移植及心脏支架患者至不宜进行养生功法练习者。

（3）辟谷期间停药存在风险者。

4. 剔除标准

（1）辟谷过程中饥饿感明显，需要进食者。

（2）集体练功缺席两次以上者。

（3）有任何其他原因自动退出者。

5. 辟谷干预方法

辟谷干预分为辟谷限食期、限食恢复期与长期功法练习期。辟谷限食期7天，组织集中练功，早、中、晚各练习静功和动功1.5小时以上。练功间期进行功理功法讲解。练功时用音乐和语言进行导引。每次练功后均进行全身重要穴位拍打。辟谷期间饮用矿泉水，可进食水果，种类不限，如受试者饥饿感明显则饮用稀粥或恢复正常饮食。辟谷恢复期饮食按照复谷流程要求进行，至逐渐恢复正常饮食。辟谷恢复期与长期功法练习期均要求练功时间平均每日 30 分钟以上，动静功法不限。

6. 高血压组停药方法

对于 1 级低危高血压患者，于辟谷前 1 天暂停使用降压药物，观察辟谷期间血压水平，血压逐渐下降且无明显不适则继续停服降压药。对于 2 级及以上高血压患者，早晨空腹未服药前检测血压，建议其根据血压指标酌情减药。

7. 指标检测

体重、血压检测。辟谷限食期第 1 天（辟谷初期）、第 7 天（辟谷后期）晨起空腹测量受试者体重、血压，血压测量使用欧姆龙智能上臂式 HEM6021 自动电子血压计，统一左臂测量。

8. 统计学方法

统计学处理采用 SPSS 22.0 统计软件进行。定量资料的差别检验使用方差分析，若方差齐性，不同时间点之间的两两比较采用配对样本 t 检测，若方差不齐，采用不同时间点之间的两两比较的非参数检验，检验水准为 $\alpha = 0.05$。

（二）结果

1. 辟谷完成情况

66 名参加辟谷养生培训班的学员，均参加了集体练功活动（不参加次数均小于 2 次），2 人因食物诱惑未完成辟谷限食，1人因身体出现乏力感明显未完成辟谷限食，1人因处理个人事物离开，其余62人均完成辟谷限食活动与指标检测，血压正常组16人，正常高值血压组30人，高血压组16人。

2. 辟谷期间练功、饮食及身体状况

辟谷期间对食用水果量及饮水量均不限，辟谷期间饮用水均为未加热过的矿泉水，鼓励辟谷期间多饮水。5人辟谷期间只饮水，饮水量在每日2000～4000mL之间。其余57人均在辟谷期间食用少量水果，水果种类包括苹果、葡萄、橘子、西瓜、柚子、梨、大枣、香蕉等各类新鲜水果，每日摄入热卡在100～400千卡之间，平均每日饮水500～3000mL之间。

所有受试者辟谷期间身体状态均良好，大部分受试者在辟谷2～5天期间会有轻度疲乏等不适感，持续1～3天，完全饮水者2～5天不适感更强，但不适感之后身体状况更好。辟谷期间每日早、中、晚各进行2～3小时集体练功，练功期间进行半小时左右的养生功功理功法讲解。练功间隙鼓励进行散步等非剧烈室外活动，活动量未统计。辟谷期间有些受试者会排出少量黏状宿便，小便正常或黄色量少。辟谷期间血压、指尖血糖均在正常范围。

3. 高血压组服药情况

对于2级以上高血压患者或高危高血压患者，早晨空腹未服药前检测血压，建议其根据血压指标酌情减药。由

于辟谷期间降压效果显著，一般两日之内均可将血压降至高 150mmHg，低压 100mmHg 以内，并逐渐停药。

4. 辟谷对正常人群体重指数及血压影响

16 名正常血压受试者，年龄 18 ~ 70 岁（40.0±13.00），体重及体重指数均显著降低（$P<0.01$，$P<0.01$）。收缩压及舒张压均值均轻微降低，收缩压差异有统计学意义（$P<0.05$），结果见表 6-8、图 6-1。

表 6-8　辟谷对血压正常组人群体重指数及血压影响（n=16，x±s）

时间	体重 /kg	BMI	收缩压 /mmHg	舒张压 /mmHg
辟谷限食第 1 天	60.30±8.64	22.20±2.46	106.19±6.39	71.25±5.32
辟谷限食第 7 天	57.28±8.54**	21.09±2.44**	100.31±9.22*	67.44±5.29

注：与辟谷限食第 1 天比较：*$P<0.05$，**$P<0.01$

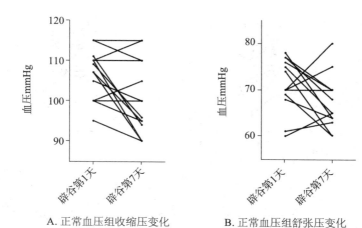

A. 正常血压组收缩压变化　　　　B. 正常血压组舒张压变化

图 6-1　辟谷对正常血压组人群血压影响

5. 辟谷对血压正常高值人群血压、体重影响

30 名正常高值血压受试者,年龄 20 ~ 68 岁(43.5 ±
14.54),体重及体重指数均显著降低($P<0.01$ 、 $P<0.01$)。
收缩压及舒张压均值均显著降低,两者均有显著性差异
($P<0.01$ 、 $P<0.01$),结果见表 6–9、图 6–2。

表 6–9　辟谷对血压正常高值组人群体重指数及血压影响

(n=30 , x ± s)

时间	体重 /kg	BMI	收缩压 /mmHg	舒张压 /mmHg
辟谷限食 第 1 天	65.56 ± 10.72	23.49 ± 3.42	122.70 ± 5.41	79.47 ± 7.63
辟谷限食 第 7 天	62.61 ± 10.16**	22.42 ± 3.25**	114.37 ± 7.83**	73.40 ± 7.74**

注:与辟谷限食第 1 天比较: $*P<0.05$, $**P<0.01$

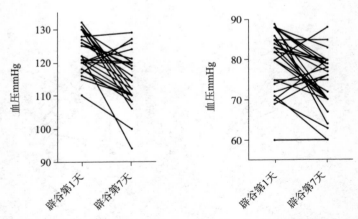

A. 血压正常高值组收缩压变化　　B. 血压正常高值组舒张压变化

图 6–2　辟谷对血压正常高值组人群血压影响

6. 辟谷对高血压人群血压、体重影响

30 名正常高值血压受试者，年龄 24 ～ 70（51.4±13.31），体重及体重指数均显著降低（P<0.01、P<0.01）。收缩压及舒张压均值均显著降低，两者均有显著性差异（P<0.01、P<0.01），结果见表 6-10、图 6-3。

表 6-10　辟谷对高血压组人群体重指数及血压影响（n=16，x ± s）

时间	体重 /kg	BMI	收缩压 /mmHg	舒张压 /mmHg
辟谷限食第 1 天	73.02 ± 12.51	25.93 ± 3.69	157.19 ± 16.69	96.38 ± 7.40
辟谷限食第 7 天	69.46 ± 12.33**	24.66 ± 3.65**	121.94 ± 14.98**	75.44 ± 19.86**

注：与辟谷限食第 1 天比较：*P<0.05，**P<0.01

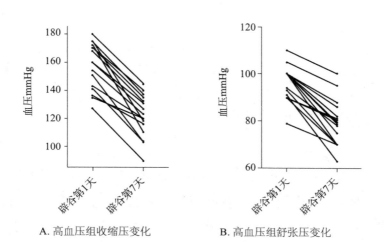

A. 高血压组收缩压变化　　　　B. 高血压组舒张压变化

图 6-3　辟谷对高血压组人群血压影响

（三）讨论

辟谷降压与药物降压不同，辟谷降压体现了中医治未病与整体治疗的特点。辟谷不仅可用于高血压的防治，还可用于一般人群的血压干预，减少高血压患病率，在高血压的防治中具有明显的应用优势。辟谷养生功法的练习可以使机体元气充盛，达到气运血行的目的，改善全身血流状态。通过养生功法调心又可改善心理状态，使机体气机合顺，改善因心理因素造成的气机紊乱，增强局部血液流动。同时辟谷限食具有降低体重、体脂，调节血脂的作用，在降压的同时降低心脑血管疾病危险因子。胆红素不只是体内的代谢产物，还是一种内源性强抗氧化剂，具有抗氧化、保护细胞免受损伤的作用，在一定的浓度下，其对机体具有抗氧化、免疫调节、保护脑神经、保护心血管、抗炎等诸多有益作用。实验表明，辟谷可暂时性适度升高血液胆红素水平，从而保护心血管系统，改善血液流通状态，起到预防心脑血管疾病并发症的作用。

国内外研究表明，单独的养生功法练习与限食疗法对高血压均有极好的辅助治疗效果，辟谷结合了限食与养生功法，理论上对高血压应该有较好的治疗效果，本实验结果证实了这一推断，小样本前后对照实验初步表明，短期内辟谷对高血压具有极好的预防治疗效果。随访观察表明，部分高血压受试者辟谷后血压能维持在正常水平，但也有部分受试者血压会出现回升，但均低于辟谷前水平，对这部分人群反复多次辟谷可进一步降低血压水平，多次辟谷能否彻底治愈高血压，有待于进一步观察研究。辟谷不仅可用于血压偏高人群血压防治，个别样本结果显示，在辟谷期间，低血压个体（收缩压低于 90mmHg，或舒张压低于 60mmHg），血压反而可能升高至正常水平。其原因可能为辟谷期间练功服气使机体气机充足，推动血液正常运行，其具体机制有待进一步研究。

三、辟谷对血脂影响实验研究

（一）研究对象与方法

1. 研究对象

本研究共招募 18 名健康志愿者，其中干预前进行相关身体指标检测的有 15 名，3 名由于工作、学习中断辟谷活动，2 名辟谷后服用相关药物等原因未计入统计，最终有效例数 10 例，其中男性 6 人，女性 4 人，年龄 23 ~ 68 岁。

2. 辟谷方法

辟谷分为辟谷限食期、限食恢复期与长期功法练习期。辟谷限食期 7 天，组织集中练功，早、中、晚各练习静功和动功 1.5 小时以上。练功间期进行功理功法讲解。练功时用音乐和语言进行导引。每次练功后均进行全身重要穴位拍打。辟谷期间饮用矿泉水，可进食水果，种类不限，如受试者饥饿感明显则饮用稀粥或恢复正常饮食。辟谷恢复期饮食按照复谷流程要求进行,至逐渐恢复正常饮食。辟谷恢复期与长期功法练习期均要求练功时间平均每日30分钟以上,动静功法不限。

3. 指标检测及计算

辟谷第1日清晨空腹采集受试者静脉血,进行血脂检测,辟谷1、3、5、7天测量受试者体重、血压、指尖血糖与心率;辟谷第7日清晨空腹采集受试者静脉血,进行血脂检测;辟谷1个月后清晨空腹采集受试者静脉血,进行血脂检测。

体重指数(BMI)= 体重(kg)÷ 身高(m)^2

动脉硬化指数(AI)=[血总胆固醇(TC)– 高密度脂蛋白(HDL)]÷ 高密度脂蛋白(HDL)

4. 统计分析

采用SPSS17.0统计软件。辟谷后或辟谷后一个月左右数据与辟谷前数据进行两两比较,若各组数据呈正态分布,使用配对样本t检验进行比较,若各组数据不呈正态分布,采用两个相关样本的非参数检验进行比较。

(二)结果

1. 辟谷期间饮食情况

平均每人每天进食水果约500g,种类有苹果、西红柿、黄瓜、大枣、桃等,每人每天饮用矿泉水500mL左右。

2. 辟谷期间活动情况

每日进行 4 ~ 5 小时功法练习，练功间隙进行室外行走、爬山等轻微体力消耗活动，平均每日总活动时间约 6 ~ 8 小时。

3. 辟谷期间身体基本状况

辟谷期间所有受试者身体状况均良好，自感精力充沛，无头晕等现象，辟谷第 2 天至第 3 天普遍稍有疲乏感，第 4 天疲乏感消失，大便均逐渐减少至无，小便均色黄且量较少，辟谷期间体重逐渐下降（表 6-11），辟谷后一月体重出现回升，但明显低于辟谷前体重，血压与指尖血糖均在正常范围。

4. 辟谷前后血脂变化

正常值范围：总胆固醇 3.9 ~ 5.17mmol/L，甘油三酯 0.34 ~ 1.92mmol/L，低密度脂蛋白 2 ~ 3.5mmol/L，高密度脂蛋白 0.9 ~ 1.68mmol/L，血管粥样硬化指数 < 4。

分别于辟谷第 1 日、第 7 日清晨空腹采集受试者静脉血，测量受试者血脂变化，辟谷结束后 1 月，测量受试者血脂水平，结果见表 6-12。

辟谷结束时较辟谷前总胆固醇水平升高（$P<0.05$），辟谷结束后 1 月总胆固醇水平回落，但稍高于辟谷前，差异无统计学意义。辟谷结束时甘油三酯水平较辟谷前降低（$P<0.01$），辟谷后 1 月甘油三酯水平出现回升，但仍

明显低于辟谷前水平。辟谷结束时低密度脂蛋白水平较辟谷前升高（$P<0.05$），辟谷结束后 1 月低密度脂蛋白水平出现回落，与辟谷前水平基本相同。辟谷结束时高密度脂蛋白水平较辟谷前降低（$P<0.05$），辟谷结束后 1 月高密度脂蛋白水平回升，与辟谷结束时相比，$P<0.01$，且稍高于辟谷前。辟谷结束时动脉粥样硬化指数升高（$P<0.01$），辟谷后 1 月动脉粥样硬化指数回落，且低于辟谷前水平。

表 6–11　辟谷期间体重及体重指数变化情况

受试者编号	性别	年龄/岁	身高/cm	体重（kg）/BMI				
				第1天	第3天	第5天	第7天	结束后一月
1	男	37	172	67.8/22.9	66.0/22.3	65.0/22.0	64.2/21.7	65.9/22.3
2	女	40	161	59.8/23.1	57.6/22.2	56.3/21.7	55.3/21.3	57.1/19.3
3	男	45	174	88.6/29.3	86.9/28.7	85.2/28.1	84.9/28.0	86.1/29.1
4	男	35	172	54.3/18.4	52.8/17.8	52.0/17.6	51.3/17.3	52.6/17.8
5	男	40	174	58.7/19.4	57.0/18.8	56.2/18.6	56.0/18.5	57.1/19.3
6	男	38	173	75.8/25.3	72.4/24.2	71.2/23.8	70.2/23.4	72.0/24.3
7	女	26	164	73.2/27.2	72.1/26.8	70.9/26.4	70.5/26.2	71.5/24.2
8	女	58	156	54.9/22.0	53.3/21.4	52.5/21.0	51.8/20.7	52.8/17.8
9	男	23	168	52.7/18.7	51.0/18.1	50.0/17.7	49.6/17.6	50.5/17.1
10	女	40	162	55.0/21.0	51.8/19.7	51.2/19.5	50.2/19.1	52.0/17.6
$\bar{x}$			165.7	64.3/23.4	62.3/22.5	61.3/22.3	60.6/22.1	61.9/20.9

表 6-12　辟谷前后血脂变化情况　　　　单位：mmol/L

受试者编号	总胆固醇 前/后/1月后	甘油三酯 前/后/1月后	低密度脂蛋白 前/后/1月后	高密度脂蛋白 前/后/1月后	血管粥样硬化指数 前/后/1月后
1	3.25/3.37/3.3	0.74/0.87/1.58	1.48/1.75/1.43	1.3/1.15/1.27	1.50/1.93/1.59
2	4.41/5.12/4.3	1.04/0.68/2.20	2.52/3.43/1.88	1.15/1.05/1.33	2.83/3.88/2.23
3	3.58/4.28/4.23	2.15/1.09/1.72	1.97/2.72/2.53	0.85/0.89/1.04	3.21/3.81/3.07
4	5.14/5.22/5.20	1.53/1.31/1.25	2.85/3.18/2.60	1.47/1.26/1.50	2.50/3.14/2.47
5	9.69/9.82/8.85	1.31/1.22/1.30	3.18/7.67/6.51	1.26/1.03/1.11	6.69/8.53/6.97
6	4.31/5.12/5.10	2.59/0.97/0.91	2.31/3.39/3.14	1.00/1.04/1.24	3.31/3.92/3.11
7	4.2/4.3/3.5	3.6/1.4/1.1	1.76/1.73/1.26	1.18/1.09/1.05	2.56/2.94/2.33
8	3.7/4.0/3.9	2.7/1.3/1.8	1.61/1.7/1.6	1.01/1.0/1.05	2.66/3.00/2.71
9	3.9/3.2/3.26	1.3/1.0/0.57	1.57/1.19/2.1	1.72/1.13/1.35	1.95/1.83/1.41
10	2.9/4.9/2.6	1.3/0.9/0.7	1.11/1.06/0.94	1.39/1.3/1.22	1.08/2.77/1.13
$\bar{x}$	4.51/4.63/4.42	1.85/1.07*/1.31	2.56/3.00*/2.55	2.43/2.78*/2.40	3.05/3.94*/2.88

注：辟谷后与辟谷前相比有显著性差异 *$P<0.05$

（三）分析与讨论

本实验观察了辟谷前后体重、体重指数、总胆固醇、甘油三酯、低密度脂蛋白与高密度脂蛋白及动脉粥样硬化指数的变化情况。其中 4 例受试者辟谷前甘油三酯高于正常值范围，辟谷期间血脂明显下降，辟谷 1 月后血脂虽有回升，但已处于正常范围，提示辟谷可用于高甘油三酯类高血脂患者的治疗应用。2 例受试者辟谷 1 月后血脂升高，其中 1 例处于正常值范围，另外 1 例血脂升高超过正常值，原因可能为辟谷之后没有按照要求逐步恢复饮食，3 月后对其血脂进行再次检测，已与辟谷前水平相当。

辟谷期间由于机体营养物质缺乏，代谢途径与正常饮食期相比会出现大的调整，肝脏与肾脏代谢的压力极度增加，例如辟谷期间血糖的缺乏会使肝脏的糖异生作用增强，脂肪被大量动员，脂肪的分解代谢会大大加快，这可能是辟谷期间胆固醇与低密度脂蛋白浓度升高、高密度脂蛋白浓度降低的原因。而这样的调整可以使机体的应激能力增强，从而使代谢状况得到改善。辟谷后受试者缓慢复食，机体的这种应激状况解除，并由于辟谷期间体脂的下降及辟谷后肝肾功能的增强，血脂水平得以恢复与改善，大样本的实验观察及辟谷后更长时间血脂的调整状况有待进一步实验观察。

四、辟谷对健康人群心身状态影响

课题组在开展辟谷养生治未病课题实践过程中发现，辟谷对受试者心身状态具有明显的调节作用，对心身疾病具有极好的治疗作用。为此，我们选择参加辟谷养生课题培训的健康学员 23 名，在辟谷开始与结束阶段分别填写 SCL–90 自评量表，检测受试者辟谷期间心身状态改变情况。

（一）对象与方法

1. 对象

通过在医院、社区张贴招募公告，先后招募符合入组条件的一般受试者 23 人，参加由宁夏医科大学中医（回医）学院，中医气功临床应用研究中心组织的"中医服气辟谷技术"课题培训，其中男性 11 人，女性 12 人，年龄 32 ~ 65（46.09±9.23）岁。所有受试者知情同意并填写知情同意书，本实验通过宁夏医科大学医学伦理审查委员会伦理审查（No.2018-227）。

2. 辟谷干预方法

辟谷分为辟谷限食期、限食恢复期与长期功法练习期。辟谷限食期 7 天，组织集中练功，早、中、晚各练习静功和动功 1.5 小时以上。练功间期进行功理功法讲解。练功时用音乐和语言进行导引。每次练功后均进行全身重要穴位拍打。辟谷期间饮用矿泉水，可进食水果，种类不限，如受试者饥饿感明显则饮用稀粥或恢复正常饮食。辟谷恢复期饮食按照复谷流程要求进行，至逐渐恢复正常饮食。辟谷恢复期与长期功法练习期均要求练功时间平均每日 30 分钟以上，动静功法不限。

3. SCL-90 量表检测

辟谷第 1 天（辟谷前期）、第 7 天（辟谷后期）分别填写症状自评量表（SCL-90）。采用 SCL-90 进行精神心身状态评定，该量表共 90 个项目，包括躯体化、强迫症状、人际关系、抑郁、焦虑、敌对、恐惧、偏执、精神病性 9 个因子。要求量表于 1 小时内填写完整并交回，依据自身实际情况对症状严重程度及发生频率进行独立判断，其他人不指导或不干预填写量表。

4. 统计学处理

采用 SPSS 2.0 统计软件进行统计。定量资料的差别检验使用方差分析，若方差齐性，不同时间点之间的两两比较采用配对样本 t 检测，若方差不齐，采用不同时间点之间的两两配对比较的非参数检验，检验水准为 $\alpha = 0.05$。

（二）结果

1. 辟谷完成情况

辟谷期间所有受试者身体状况均良好，精力充沛，无头晕、无力等现象出现，辟谷第 2 天至第 3 天普遍稍有疲乏感，第 4 天开始疲乏感减弱，大便均逐渐减少至无，辟谷 5 ~ 7 天会排出少量黏状宿便，小便正常或黄色量少。辟谷期间血压、指尖血糖均在正常范围。平均每日摄入热卡为 0 ~ 400 千卡之间，种类为各种水果，平均每日饮水 500 ~ 4000mL。

2. 辟谷前后 SCL-90 量表评分比较

辟谷后期受试者躯体化、强迫症状、人际关系敏感、抑郁、焦虑、敌对等因子评分均显著低于辟谷前期评分。其中躯体化、强迫症状、人际关系、抑郁、焦虑等因子评分两组相比有极显著性差异（$P<0.01$），敌对因子评分两组相比有显著性差异（$P<0.05$），恐惧、偏执与精神病性评分两者差异不显著（$P>0.05$），结果见表6-13。

表6-13　SCL-90量表评分比较

因子	躯体化	强迫症状	人际关系	抑郁	焦虑	敌对	恐惧	偏执	精神病性
辟谷前期	1.60± 0.44	1.81± 0.40	1.65± 0.49	1.71± 0.60	1.50± 0.46	1.74± 0.48	1.22± 0.27	1.43± 0.38	1.43± 0.43
辟谷后期	1.44± 0.46**	1.53± 0.46**	1.39± 0.52**	1.47± 0.50**	1.26± 0.30**	1.49± 0.59*	1.18± 0.38	1.36± 0.50	1.27± 0.33

注：与辟谷前期比较：*$P<0.05$，**$P<0.01$。

（三）讨论

目前中国已进入老年化社会，随着社会进步，生活节奏加快，社会压力也不断增加，老年病慢性病高发，为此《中医药发展战略规划纲要（2016—2030年）》《中医药健康服务发展规划（2015—2020年）》都反复强调要不断创新中医药健康服务技术手段，发展治未病新技术。"圣人不治已病治未病，不治已乱治未乱"，中医治未病的思想早在两千多年前的《素问·四气调神大论》中就已经明确提出了。目前治未病思想已深入人心，治未病的核心是使医疗卫生服务从疾病模式向健康模式，从生物医学模式向"生物—心理—社会"医学模式的转变，有学者提出治未病应从心开始。《黄帝内经》中多次强调心理健康的重要性，提出"恬惔虚无，真气从之，精神内守，病安从来""心者君主之官，神明出焉，故主明则下安，以此养生则寿，主不明则十二官危""余知百病生于气也，怒则气上，喜则气缓，悲则气消，恐则气下，惊则气乱，思则气结，九气不同，何病之生"等诸多论述，可见心理健康在治未病中具有重要作用。本实验结果表明，辟谷可调节健康受试人群的心身状态，尤其是对躯体化、强迫、人际关系、抑郁、焦虑、敌对等心身状态调节作用更加明显。实验结果表明，辟谷养生有望在心身疾病的防治中发挥重要作用。

五、辟谷对健康人群血清胆红素水平影响研究

（一）对象与方法

1. 对象

随机选取 10 名受试者，其中男性 6 名，女性 4 名，年龄 23 ~ 68 岁（39.3±12.02）。受试者均身体情况较好，实验前检查血常规、尿常规、肝功、肾功等指标均基本正常，胆红素水平 2 例偏高，其余 8 人均正常。均自愿参加本次辟谷养生活动并知情同意。

2. 辟谷干预方法

辟谷分为辟谷限食期、限食恢复期与长期功法练习期。

辟谷限食期7天，组织集中练功，早、中、晚各练习静功和动功1.5小时以上。练功间期进行功理功法讲解。练功时用音乐和语言进行导引。每次练功后均进行全身重要穴位拍打。辟谷期间饮用矿泉水，可进食水果，种类不限，如受试者饥饿感明显则饮用稀粥或恢复正常饮食。辟谷恢复期饮食按照复谷流程要求进行，至逐渐恢复正常饮食。辟谷恢复期与长期功法练习期均要求练功时间平均每日30分钟以上，动静功法不限。

3. 指标检测及计算

辟谷限食期前、辟谷限食期第7日、辟谷限食期后1月清晨空腹采集受试者静脉血及尿样，进行血、尿胆红素及相关生理指标检测。

4. 统计分析

采用SPSS 22.0统计软件对辟谷限食期前、限食期第七天和限食期后1月数据进行两两配对比较，若各组数据呈正态分布，使用配对样本t检验进行比较；若各组数据不呈正态分布，采用两个相关样本的非参数检验进行比较。

（二）结果

1. 辟谷完成情况

10例受试者均较好地完成了7天的辟谷限食养生活动，每人每日进食水果量平均500g左右，每人每日饮水量约

500mL。期间精力充沛，无头晕、乏力等不适症状，辟谷第 2 ～ 3 天普遍稍感疲劳，后恢复正常。血压、心率、指尖血糖等基本生理指标均正常。

2. 辟谷对血清胆红素浓度影响观察

10 例受试者的总胆红素（TB）、结合胆红素（CB、间接胆红素）、未结合胆红素（UCB、直接胆红素）指标在辟谷限食期第 7 天均升高，统计差异显著（$P<0.01$）；辟谷限食期后 1 月胆红素水平回落至辟谷限食前水平。其中，2 例受试者在辟谷限食期前 TB、CB、UCB 指标均高于正常值，辟谷限食期第 7 天相关指标出现异常升高，且明显高于正常值范围，但身体未观察到黄疸症状，在辟谷限食期后 1月各指标下降且低于辟谷限食前水平，处于正常值范围，结果见表 6–14 ～ 6–16、图 6–4。对 10 例受试者 CB/TB 值的均值进行比较，发现基本无变化。

表 6–14　辟谷对 TB 影响结果（n=10）　　单位：μmol/L

受试者编号	1	2	3	4	5	6	7	8	9	10	$\bar{x} \pm SD$
辟谷限食期前	17.2	17.4	10.5	15.9	<u>36.9</u>	11.1	20.4	15.7	<u>46.6</u>	13.6	20.53 ± 11.78
辟谷限食期第 7 天	32.6	25.8	17.6	24.6	<u>62.8</u>	46.7	25.1	22.1	<u>63.7</u>	20.5	34.15 ± 17.33**
辟谷限食期后一月	21.7	14.4	7.64	18	<u>22.65</u>	25.5	18	17.4	<u>23.3</u>	22.3	19.09 ± 5.24

注：TB 正常值范围：5.1 ～ 23μmol/L　　** 与辟谷前相比有极显著性差异 $P<0.01$

表 6-15 辟谷对 CB 影响结果（n=10）　　　单位：μmol/L

受试者编号	1	2	3	4	5	6	7	8	9	10	$\bar{x} \pm SD$
辟谷限食期前	5.4	4.5	3.2	3.8	<u>5.7</u>	2.8	2.6	2	<u>7.2</u>	2.1	3.94±1.84
辟谷限食期第7天	10.1	7.1	4.9	5.8	<u>12.4</u>	9.9	3.6	2.9	<u>7.1</u>	3.6	6.84±3.38*
辟谷限食期后1月	5.7	2	1.9	3.9	<u>2.93</u>	8.5	2.8	2.1	<u>8.5</u>	3.6	4.20±2.53

注：CB 正常值范围：0～6μmol/L；* 与辟谷前相比有显著性差异 P<0.05。

表 6-16 辟谷对 UCB 影响结果（n=10）　　　单位：μmol/L

受试者编号	1	2	3	4	5	6	7	8	9	10	$\bar{x} \pm SD$
辟谷限食期前	11.8	12.9	7.3	12.1	<u>31.2</u>	8.3	17.8	13.7	<u>39.4</u>	11.5	16.60±10.44
辟谷限食期第7天	22.56	18.7	12.7	18.8	<u>50.7</u>	36.8	21.5	19.2	<u>56.6</u>	16.9	27.45±15.22**
辟谷限食期后1月	16	12.4	5.72	14.35	<u>19.72</u>	17	15.2	15.3	<u>14.8</u>	18.7	14.90±3.87

注：UCB 正常值范围：0～17μmol/L　** 与辟谷前相比有极显著性差异 P<0.01

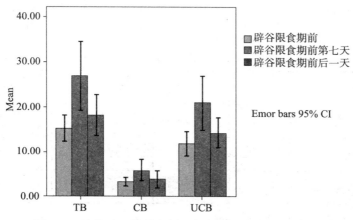

图 6-4 辟谷对正常受试者血清胆红素影响结果（n=8）
（剔除 2 例受试前胆红素水平高出正常范围者）

3. 辟谷对 ALT、AST 的影响

辟谷前所有受试者 AST、ALT 指标正常，2 例辟谷限食期前胆红素阳性受试者，辟谷限食期后部分 AST 或 ALT 指标出现了异常升高，辟谷限食期后一月指标回落至正常值范围。其余部分受试者辟谷限食期后 AST、ALT 略有升高，但未超出正常值范围，见表 6–17 ～ 6–18。

表 6–17　辟谷对 AST 影响结果（n=10）　　单位：μmol/L

受试者编号	1	2	3	4	5	6	7	8	9	10	$\bar{x}\pm SD$
辟谷前	14	9	28	31	<u>39</u>	26	13	14	<u>22</u>	13	19.50±5.08
辟谷后 1	18	8	21	27	<u>84</u>	18	36	16	<u>48</u>	16	28.20±18.68*
辟谷后 2	20	19	36	30	<u>24</u>	21	14	12	<u>13</u>	20	20.50±3.57

注：AST 正常值范围：0 ～ 40U/L　　* 与辟谷前相比有显著性差异 $P<0.05$

表 6–18　辟谷对 ALT 影响结果（n=10）　　单位：μmol/L

受试者编号	1	2	3	4	5	6	7	8	9	10	$\bar{x}\pm SD$
辟谷前	16	12	22	26	<u>28</u>	18	15	18	<u>17</u>	23	20.9±9.83
辟谷后 1	24	16	20	24	<u>80</u>	16	24	22	<u>29</u>	27	29.20±22.42
辟谷后 2	20	18	24	22	<u>24</u>	15	15	21	<u>21</u>	25	20.88±7.51

注：ALT 正常值范围：0 ～ 40U/L

4. 辟谷对尿胆原、尿胆红素的影响

辟谷限食期前、辟谷限食期后、辟谷限食期后 1 月所有受试者尿胆原及尿胆红素值均为阴性。

（三）讨论

胆红素是哺乳动物血红素代谢终产物，传统观念一直认为胆红素是脂溶性的毒性废物，对细胞有毒性作用，对人体有害，在临床上倾向于关注其含量升高时所带来的危害。近年来，随着人们对胆红素系统研究的不断深入，发现传统观念对胆红素的认识不够全面。胆红素不只是体内的代谢产物，它还是一种内源性强抗氧化剂，具有抗氧化保护细胞免受损伤的作用，在一定的浓度下，对机体具有抗氧化、免疫调节、保护脑神经、保护心血管、抗炎等诸多有益作用。机体主要的两大内源性抗氧化剂为胆红素和还原型谷胱甘肽。二者职责各异，脂溶性的胆红素选择性保护细胞膜的脂质过氧化作用，而水溶性还原型谷胱甘肽选择性保护水溶性蛋白的氧化损伤。多种新生儿疾病（如呼吸窘迫综合征、败血症、窒息）可导致氧自由基生成增多，而这些病例的血清胆红素浓度较对照组低，提示胆红素可能作为抗氧化剂被消耗，因此胆红素保护多种细胞免受氧化损伤的作用不容忽视，尤其在内源性抗氧化防御能力相对弱的组织（如心肌和神经组织），胆红素的细胞保护作用显得尤为重要。1937 年 Najib-Fa ra h 发现胆红素能抑制肺炎球菌生长，第一次提出胆红素在抗感染

中有生理性保护作用，随后越来越多的研究证实胆红素可以清除自由基，并具有防止动脉硬化斑块形成的作用；血清胆红素水平与冠心病的发生率和心肌梗死的死亡率呈负相关。研究表明，胆红素对脑及心血管具有重要的保护作用，同时还具有抗炎、免疫调节作用。血红素加氧酶（heme oxygenase，HO）是胆红素代谢过程中限速酶之一，人体内胆红素的水平主要由 HO 所调控。研究还发现，HO 也与抗氧化密切相关，HO 很可能是一种重要的抗氧化酶剂。

本研究结果发现，对于胆红素正常的受试者，辟谷限食可使胆红素水平暂时性轻微升高，胆红素暂时性轻微升高可能对机体起到抗氧化、免疫调节、保护脑神经、保护心血管、抗炎等诸多有益作用，胆红素暂时性轻微升高可能是辟谷养生防治各类慢性病，起到养生长寿作用的机制之一。本研究中 2 例受试者辟谷限食期前血清胆红素水平偏高，辟谷限食期间胆红素水平出现异常增高，但限食期后 1 月胆红素水平降低至正常值，后期检查未见胆红素水平升高，提示辟谷可能对高胆红素血症患者有较好治疗效果，需要后期大样本临床观察证实其疗效。这两例受试者限食期 ALT、AST 值出现了异常升高，提示辟谷限食活动对高胆红素血症患者肝功可能有一定的损伤作用，须控制辟谷限食期的时间长短，并注意功法练习质量，不出现过度饥饿现象。

六、辟谷对健康人群血清活性物质影响的研究

（一）对象与方法

1. 对象

参加由宁夏医科大学中医学院、中医气功临床应用研究中心组织的"中医辟谷养生技术"培训，对其中 12 人，进行了辟谷前后血管活性物质、体成分、血糖、血脂、主要生理生化指标变化检测。所有受试者知情同意并填写知情同意书，本实验通过宁夏医科大学医学伦理审查委员会伦理审查（No.2018–227）。

2. 辟谷干预方法

辟谷分为辟谷限食期、限食恢复期与长期功法练习期。辟谷限食期 7 天，组织集中练功，早、中、晚各练习静功和动功 1.5 小时以上。练功间期进行功理功法讲解。练功时用音乐和语言进行导引。每次练功后均进行全身重要穴位拍打。辟谷期间饮用矿泉水，可进食水果，种类不限，如受试者饥饿感明显则饮用稀粥或恢复正常饮食。辟谷恢复期饮食按照复谷流程要求进行，至逐渐恢复正常饮食。辟谷恢复期与长期功法练习期均要求练功时间平均每日 30 分钟以上，动静功法不限。

3. 血管活性物质检测

分别于辟谷第 1 天、第 7 天晨起空腹采集外周静脉血

置于肝素抗凝管中，3000转/分，离心5分钟，吸取血清，–80℃保存，待测。按照试剂盒说明书，采用Elisa法测量血清胰岛素（INS）、去甲肾上腺素（NA）、一氧化氮合酶（eNOS）、内皮素–Ⅰ（ET–Ⅰ）、血管紧张素–Ⅱ（Ang–Ⅱ）水平。

4. 体成分分析

使用（InBody 770）体成分测量仪，测量时间为第1天、第7天晨起。

5. 血糖、血脂与基本生化指标检测

使用部分保存血清检测血糖、血脂、与总胆固醇（CHOL）、甘油三酯（TG）、高密度脂蛋白（HDL）、低密度脂蛋白（LDL）。根据胰岛素与空腹血糖水平，计算胰岛素抵抗指数。

6. 统计学方法

统计学处理选用spss22.0统计软件。定量资料的差别检验使用方差分析，若方差齐性，不同时间点之间的两两比较采用配对样本t检测，若方差不齐，采用不同时间点之间的两两比较的非参数检验，检验水准为 $\alpha = 0.05$。

（二）结果

1. 辟谷完成情况

对12名受试者检测了每日热量与水分摄入，平均每日

摄入热卡 200 ～ 400 千卡之间，种类为各种水果，平均每日饮水 500 ～ 1500mL 之间。

2. 辟谷对血管活性物质影响

与辟谷限食期第 1 天指标相比，所有受试者第 7 天 eNOS 水平均明显升高，两组相比有显著性差异（$P<0.01$），去甲肾上腺素、内皮素 I 、胰岛素、空腹葡萄糖水平均值明显降低，两组内皮素 I 、胰岛素水平均值有统计学差异（$P<0.05$），两组去甲肾上腺素水平均值有显著性差异（$P<0.01$）。见表 6–14。

表 6–14　辟谷限食对血管活性物质的影响（n=12，$\bar{x} \pm s$）

时间	eNOS/ （pg·mL^{-1}）	ET–I / （pg·mL^{-1}）	Ang–II / （ng·mL^{-1}）	NE/ （pg·mL^{-1}）	INS/ （ng·mL^{-1}）
辟谷限食 第 1 天	8201.26± 4484.08	3.20±1.73	127.81±55.50	1.56±0.94	0.85±0.28
辟谷限食 第 7 天	14426.42± 6753.32**	2.69±2.00*	115.59±48.18	1.34±0.90**	0.70±0.20*

注：辟谷限食第 7 天与第 1 天比较：*$P<0.05$，**$P<0.01$

3. 辟谷对体成分的影响

与辟谷限食期第一天指标相比，体脂、蛋白质、无机盐、基础代谢率、细胞内外水分等主要体成分指标均值均明显下降（$P<0.01$）。见表 6–15。

表 6-15　辟谷限食对体成分指标影响（n=12，x±s）

时间	体脂含量/kg	蛋白质/kg	无机盐/kg	基础代谢率/kca	细胞内水分/L	细胞外水分/L	内脏脂肪面积/（cm）²
辟谷限食第1天	22.83±7.00	8.61±1.78	3.09±0.59	1323.8±188.55	19.98±4.02	12.47±2.36	111.75±45.75
辟谷限食第7天	22.27±6.83**	8.26±1.68**	2.92±0.59**	1277.42±181.05**	19.08±3.89**	11.76±2.23**	110.51±46.87

注：辟谷限食第 7 天与第 1 天比较：**$P<0.01$

4. 辟谷对血糖、血脂及基本生化指标的影响

辟谷限食第 7 天，空腹血糖与甘油三酯均明显降低（$P<0.05$），所有受试者空腹血糖均在正常值以上（表6-16）。辟谷限食第 7 天 AST 升高较明显（$P<0.01$），但所有受试者指标均在正常值范围内。总胆红素、直接胆红素、间接胆红素、肌酐、尿酸、肌酸激酶均明显升高（$P<0.05$）（表 6-17，表 6-18）。

表 6-16　辟谷对空腹血糖及血脂影响（n=12，x±s）　单位：mmol/L

时间	空腹血糖	总胆固醇	甘油三酯	高密度脂蛋白	低密度脂蛋白
辟谷限食第1天	5.29±0.64	4.48±0.71	1.63±0.85	1.31±0.19	2.90±0.53
辟谷限食第7天	4.95±0.60*	4.42±0.96	1.08±0.36*	1.27±0.21	3.09±0.81

注：限食第 7 天比较与第 1 天比较：*$P<0.05$

表6-17　辟谷对主要生化指标影响（n=12，x±s）

时间	ALT/ (U·L⁻¹)	AST/ (U·L⁻¹)	总胆红素/ (μmol·L⁻¹)	直接胆红素/ (μmol·L⁻¹)	间接胆红素/ (μmol·L⁻¹)	碱性磷酸酶/U	转氨酶/ GGT
辟谷限食 第1天	20.55± 7.34	21.80± 4.31	11.96± 3.82	2.43± 0.91	9.53± 2.97	87.33± 17.06	20.97± 9.63
限食 第7天	27.85± 13.18	29.13± 5.62*	15.49± 5.65*	3.49± 1.08**	12.07± 4.68*	88.17± 19.00	20.88± 11.08

注：限食第7天与第1天比较：*$P<0.05$，**$P<0.01$

表6-18　辟谷对主要生化指标影响（n=12，x±s）

时间	尿素/ (mmol·L⁻¹)	肌酐/ (μmol·L⁻¹)	尿酸/ (μmol·L⁻¹)	肌酸激酶/ (u·L⁻¹)	总蛋白/ (g·L⁻¹)	白蛋白/ (g·L⁻¹)	球蛋白/ (g·L⁻¹)
辟谷限食 第1天	4.48±1.01	66.47± 9.49	292.33± 61.03	96.48± 25.71	71.45± 4.20	44.91± 3.81	26.54± 2.92
辟谷限食 第7天	3.83±1.04	72.23± 11.81*	373.29± 89.28*	138.02± 62.93*	73.89± 3.87	46.51± 2.47	27.38± 3.65

注：限食第7天与第1天比较：*$P<0.05$，**$P<0.01$

（三）讨论

本研究结果表明，辟谷可明显升高血清eNOS水平，降低血清NE、ET-Ⅰ、ANG-Ⅱ水平，提示辟谷可以改善血管内皮功能，降低交感神经系统兴奋性，降低诸多心脑血管危险因素，对心脑血管疾病并发症具有极好的预防治疗作用。本实验属于小样本前后对照实验，其结果有待大样本实验验证。

第二节 典型案例

一、辟谷防治 2 型糖尿病典型病案及分析

糖尿病是临床常见慢性病、多发病，2017 年全球约有 4.25 亿已确诊的糖尿病患者，中国约有 1.18 亿（占 27%），居全球首位，糖尿病患者群中约 90% 的患者为 2 型糖尿病（T2DM）。治疗 T2DM 成为有待全世界攻克的难题，迫切需要寻找安全、有效、绿色的防治方法。通过辟谷疗法充养人体元气、健运脾肾之气、调整气机升降，以达到轻身健体、延年益寿的效果。辟谷疗法与西医医学防治胰岛素抵抗要求限制饮食、减轻体重、改变饮食结构有异曲同工之妙。我们在开展的多期服气辟谷活动中发现，糖尿病患者服气辟谷是安全的，血糖水平可保持在正常范围，不会出现糖尿病患者普通限食时的血糖过低，辟谷对糖尿病患者及糖尿病前期有很好的防治作用。

（一）典型病案

徐某，男，55 岁。自述 2007 年确诊高血压，血压水平 170/90mmHg，一直服用中药"降压避风片"控制血压，控制不理想。2010 年确诊糖尿病，初诊血糖水平空腹 13mmol/L，餐后两小时 21mmol/L，一直服用西格列丁、二甲双胍片控制血糖，剂量为西格列丁 50mg，二甲双胍 80mg。于 2018 年 8 月 13～19 日、10 月 9～15 日进

行两次辟谷限食活动。第一次参加集体练功7天，辟谷限食5天；第二次参加集体练功5天，辟谷限食5天。两次限食期间均只饮水，未进食任何食物。第一次参加辟谷前体重80kg，辟谷前一天停用降压、降糖药，后一直未再服用。第一次辟谷结束血压下降至135/90mmHg，第二次辟谷后血压下降至130/85mmHg，体重下降至72kg。两次辟谷期间监测血糖均在正常范围内。辟谷结束坚持每日30分钟以上自行练功。12月中旬回访清晨空腹血糖一直控制在5.9～6.2mmol/L，血压控制在130/85mmHg左右，医院检查餐后两小时血糖已正常，体重75kg左右。回访中自述以前睡眠打鼾声音很大，现已得到很好的改善，且第二次辟谷时十余年烟龄的烟瘾已戒除。

（二）辟谷对6例糖尿病前期受试者干预效果

6名糖尿病前期受试者先后在2015年至2018年参加辟谷培训班，6例辟谷者辟谷期间均进食少量水果，正常饮水，辟谷后空腹血糖水平均明显下降（表6-19）。

表6-19　糖尿病前期受试者6例辟谷前后空腹血糖变化　单位：mmol/L

受试者编号	辟谷前 FBG	辟谷结束 FBG
1	6.7	6.3
2	6.2	5.3
3	6.3	5.0
4	6.2	5.4
5	6.4	5.6
6	6.3	5.2

（三）辟谷防治 T2DM 机制分析

胰岛素抵抗和胰岛功能缺陷是 T2DM 发生发展的两个重要机制。血糖只是该疾病的检测指标，控制血糖并非疾病治疗的最终目标。防治 T2DM 的根本在于胰岛功能的改善、胰岛素敏感性增强。而辟谷可能从以下几方面改善胰岛素功能和胰岛素抵抗。

1. 辟谷通过解除糖毒改善胰岛功能的可能机制

糖毒性是 T2DM 发病的原因之一。辟谷期间，在没有外源糖类摄入的情况下，糖的消耗全部来自内源性。对于糖尿病或糖尿病前期患者，机体要应对没有外源糖摄入的极端情况，会产生一系列相应的应激措施。血液中多余的糖开始消耗，血糖浓度会开始下降。有研究表明，β 细胞分泌调控的主要生理决定因素是血糖浓度，当血糖浓度 <5mmol/L 时对 β 细胞几乎无刺激作用。机体血糖浓度的下降使得胰岛细胞不需要再超负荷的大量分泌胰岛素，胰岛细胞得以休养生息。另一方面，高浓度糖对胰岛素靶器官有刺激作用，使胰岛素敏感性减弱。因此，当血糖浓度降低时，对靶器官的刺激作用也会随之减弱，使胰岛素的敏感性增强，这在小鼠的间断性禁食实验中得到证实。辟谷限食这种看似极端的降糖方式，与补充外源性的胰岛素相比，实则非常温和。这是因为，首先辟谷是以高强度养生功法练习"服气"为前提，养生功法练习使机体元气充足，且对后天脾胃吸收的能量需求减小。其次服气辟谷使

得血糖降低，胰岛素分泌量减少，体内其他补充或节约血糖的途径包括糖原分解、糖异生、脂肪动员等都没有受到抑制，使血糖浓度不会出现过低；同时，辟谷2～3天后，体内脂肪动员大大加快，这时酮体的生成会大大增多，但由于辟谷期间的运动量较大，有氧运动可以将机体产生的过多酮体消耗，从而防治酮症酸中毒。因此，T2DM患者在辟谷期间有良好安全性。

胰岛功能的损伤还可导致胰岛细胞处在高糖环境中，使胰岛细胞内的功能蛋白被糖基化。内源糖的不断消耗，使机体处于高糖恶劣环境的不良状况得到改善，糖化蛋白的含量逐渐降低。而糖化血红蛋白含量的降低使血红蛋白恢复运载氧的功能，糖化清蛋白的浓度降低使清蛋白恢复运载脂肪酸、胆红素等的功能，胰岛细胞和其他组织细胞内糖化蛋白含量的降低使其功能得到修复，从而使胰岛 β 细胞及胰岛素靶细胞对胰岛素的敏感性增强。

2. 辟谷通过升高胆红素浓度消除炎症改善胰岛功能的可能机制

长期、慢性、低程度炎症反应是造成胰岛素抵抗及T2DM发生、发展的重要因素。糖尿病患者体内存在氧化应激损伤。氧化应激是指机体在遭受有害刺激时氧自由基的产生和抗氧化防御间的失衡。氧自由基是损伤胰岛细胞的因素之一，可通过丙二醛（MDA）类导致细胞膜通透性增加、线粒体肿胀。胆红素是一种强有力的内源性的抗氧化剂，可以消除氧化应激产物，减轻氧化损伤；同时胆红素还可通过影响促炎反应，产生抗炎抗凋亡作用。动物实验发现，胆红素可显著减弱细胞因子诱导的细胞活力下降和细胞凋亡，保护胰岛素分泌功能。胆红素改善血糖控制和增强糖尿病患者的葡萄糖耐量，并降低血清炎症介质水平包括 IL-1、β TNF-α。我们前期的实验也表明，辟谷期间受试者的胆红素均会出现生理浓度范围内的暂时性升高，这可能是辟谷防治各类慢性病并发挥养生延寿作用的机制之一。

3. 辟谷通过诱导自噬改善胰岛功能的可能机制

糖尿病患者胰岛 β 细胞功能损害与胰岛细胞内线粒体功能的损害、内质网应激以及氧化应激等密切相关。自噬是细胞对外源性应激尤其当营养和能量缺乏时的快速适应性反应，限食可诱导细胞自噬。因此辟谷限食可能会诱导胰岛 β 细胞自噬水平上调。自噬对于维持细胞内环境稳定有重要意义。它一方面可清除受损的内质网、线粒体等细胞器及未折叠或功能缺陷的有害蛋白质，另一方面降解产生的氨基酸、核苷酸、游离脂肪酸等物质重新参与物质能量循环，维持细胞存活。自噬在维持胰岛 β 细胞结构功能、改善 IR 等方面有重要作用。动物实验也发现，限食治疗能够保护高脂诱导的肥胖小鼠胰岛 β 细胞功能，该作用可能与限食诱导的 β 细胞自噬水平上调相关。

4. 小结

辟谷可能对 2 型糖尿病的预防和治疗起到很好的效果，有非常重要的临床研究意义，有必要进行大样本的双盲对照实验研究。其机制的探讨和研究需要从对糖毒的解除和炎症状态的改善，自噬改善胰岛功能等方面深入进行。

二、辟谷治疗月经后期及不孕症典型案例与分析

月经周期推迟 7 天以上，甚至 40 ～ 50 日一潮，连续两个月经周期以上，为月经后期（经迟）。月经后期是妇科常见病，常常并见月经过少，若治疗不及时，常可发展为闭经、不孕，给女性的生活质量、身心健康甚至家庭的稳定均带来很大影响。不孕是指育龄期或曾孕育妇女，有正常性生活两年以上，男方生殖功能正常，未避孕而不受孕的病症。本病主要由先天不充，精血不足，冲任脉虚，胞脉失养；或情志不畅，肝气郁结，疏泄失常，气血不和，冲任不能相资；或脾失健运，痰湿内生，痰瘀互结，气机不畅，胞脉受阻，不能摄精成孕。2017 ～ 2019 年间，我们使用中医服气辟谷技术治疗月经后期 3 例，不孕症 1 例，均取得极好的治疗效果。中医服气辟谷通过辟谷养生功法的高强度练习使机体元气充足。人体元气是先天能量来源，练习者会逐渐达到"气足不思食"的状态，虽进食很少，但饥饿感不明显，且感体力充沛、精神饱满。

（一）典型病案

病案 1

杨某，女，44 岁，婚后未孕。痛经严重，伴有经前期头痛、腰酸乏力等症状，纳可，二便正常。自述月经周期基本正常，辟谷前半年经期 3 天左右，血量偏少，色黑红，有血块。B 超示：子宫内膜 0.8cm。2017 年 11 月参加中医服气辟谷活动 7 天，采用半辟谷，辟谷期间食用少量水果。辟谷期间月经错后 10 天，辟谷期末月经来潮，伴严重痛经，经针气结合治疗后出现腰部发寒明显，盖被不能缓解的现象，后月经出现大量血块，前述症状缓解。2018 年 2 月末次月经，后经检查怀孕，2018 年 11 月，因为胎儿横位 39 周无宫缩行剖宫术，剖产时发现有严重子宫腺肌症，产出胎儿体健。

病案 2

郑某，女，48 岁。辟谷前月经停 6 个月余，期间经医院治疗服中西药均未见效。2018 年 4 月参加辟谷活动，辟谷 7 天，采用半辟谷，期间食用少量水果。辟谷后 3 个月月经始来潮，前两个月月经量少，后转正常，至今每月月经周期、经期与经量均正常。

病案 3

王某，女，42 岁。自述辟谷前两年几乎绝经，偶尔来一次，经量点滴，经期1天以内，2018年4月第一次参加辟谷，辟谷期间食用少量水果，辟谷第1天月经来潮，量少，但较以前明显增多，经期3日。后于2018年8月参加第2次辟谷，为全辟谷，辟谷7日期间只饮水，未进食任何事物。自第1次辟谷后数月，月经周期、量均正常，经期3日左右。近4月来经期延后明显，经量变小。鼓励其坚持辟谷后的养生功法练习。

病案4

王某，女，29岁。体胖，因减重参加辟谷。身高1.70米，2019年3月参加辟谷活动，采用全辟谷，辟谷7日期间只饮水，未进食任何事物。辟谷前体重96kg，辟谷后体重87kg，复谷后体重轻微回升，现复谷近两月，体重89kg。辟谷前一年月经停止，约有6个月时间未来月经，后一直喝中药汤药调理，月经偶有不定期来潮。B超示：子宫内膜0.5cm，卵巢多囊。辟谷第6天月经来潮，量少。至5月初，月经已来潮两次，经量偏少，经期7～12天。辟谷前后舌象见图6-4。

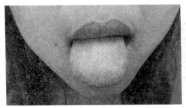 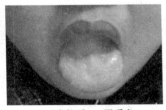

A：辟谷第5天舌象　　　　　　　　B：辟谷后19天舌象

图6-4　辟谷前后舌苔变化

（二）中医服气辟谷治疗妇女经产疾病机理分析

1. 培补先天肾气，固摄冲任

肾藏精，主生殖，为天癸之源，冲任之本，气血之根，妇女经产疾病与先天肾气不足有密切关系。辟谷的前提条件是通过高强度的养生功法练习进行"服气"，养生功法练习可起到培补先天元气，强身健体的作用。肾为人体先天之本，通过辟谷期间高强度的养生功法练习，人体先天肾气得到充盈，精气旺盛，睡眠会得到改善，辟谷者会自感精力旺盛，身体轻盈，且面色变得红润，这都与肾气充足有关。通过辟谷练功，人体先天元气、肾气得到充盈，冲任得到固摄，则与肾气不足相关的男科、妇科疾病均可得到很好的改善，这也是辟谷治疗妇女经产疾患的主要机理。

2. 调节情志，疏肝活血

中医理论认为，肝脏具有两大功能，主疏泄与藏血。情志不调则会出现肝气郁结，疏泄功能不调，影响人体血液微循环系统，同时还会引起肝藏血功能异常，极易引起月经不调、不孕等疾病的发生。养生功法是调身、调心、调息三调融为一体的心身操作技能，调心是养生功法练习的主要手段与目的。中医理论认为，人的身心是一个整体，身心之间存在着密不可分、相互影响的关系，许多身体疾病与心理压力、长期紧张等有着密切的联系，尤其是妇科、男科疾病受心理因素影响很大。辟谷期间，每日平均练功

5 ～ 6 小时，期间穿插散步行禅等轻微体力活动，要求一般步行达到 2 万步以上。通过辟谷期间的高强度养生功法练习及大量步行，辟谷者的心境自然会得到调节。同时在辟谷期间，带功者会为辟谷者讲授大量理论知识，其中就包括心理学的大量内容，目的是使辟谷练功者通过调整心境，在宁静的心态下快速地进入养生功法练习状态，对于一些心理问题较为严重的辟谷者，带功者还会与其进行单独的沟通，以解决影响其练功状态的心理问题。辟谷期间的调心，加之养生功法练习对心理的调节作用及辟谷期间大量户外活动的综合作用，辟谷者心态会有一个明显的改变。通过我们在辟谷前后所做的量表对比分析也印证了这一点。对 23 人辟谷前后 SCL-90 症状自评量表分析表明，辟谷后期受试者躯体化、强迫症状、人际关系敏感、抑郁、焦虑、敌对等因子评分均显著低于辟谷前期评分，因此辟谷有明显的调节情志的作用。

3. 调节脾胃，充盈后天

脾位于中焦，为人体后天之本，李东垣在《脾胃论》中说"百病皆由脾胃衰而生"，脾胃为后天之本，气血生化之源，又为脏腑气机升降之枢纽，在人体中占重要地位，与妇科亦有很大关系。脾失统摄，则会出现月经不调的病症，同时脾胃系统疾病会影响对后天水谷精微的运化，进而造成气血不足，引起经产疾病的发生。辟谷期间，人体饮食最大程度减少，由于食物摄入的减少，消化液分泌也慢慢减少，使得消化液对胃肠道的刺激程度降到最低。加之食物摄入减少使胃肠蠕动减少，胃肠蠕动过程中通过自身活动对溃疡、炎症等部位的刺激作用也大大减弱。同时，根据中医五行相生相克的原理，肝气不疏则会横逆克胃，造成脾胃功能失调，引起诸多脾胃不适症状，而辟谷期间对情绪的改善，也可起到间接调节脾胃功能的作用。很多实践经验也表明，通过7天的辟谷过程，受试者消化系统疾患往往能得到极大的改善甚至痊愈。调节脾胃功能，使脾胃健运，则后天充盈，气血充足，同时脾脏统摄血液功能恢复正常，则许多经产疾病自然得到康复。

4. 辟谷限食，启动人体自噬修复功能

限食激发自噬在延缓衰老、保护细胞功能及延缓退行性疾病方面的机制研究已取得较大进展。限食疗法的应用始于20世纪初期，目前国外已经有许多限食医院和限食团体开展限食治疗，以限食治病而驰名世界。研究表明，限食疗法可有效控制血压，延缓衰老，延长生命周期，提高身体功能指标，减少慢性疾病的代谢危险因素等。机制研究方面，限食可通过减少ATP，激活SIRT1、AMPK的表达，激发细胞自噬；同时SIRT1、AMPK表达增多，又抑制TORC1（细胞自噬抑制剂）的表达，同样激发了细胞自噬。同时适度限食条件下，血浆氨基酸、胰岛素、IGF1等水平下降，抑制了TOR通路，激发细胞自噬与自我修复能力，实践研究表明，限食对月经周期调节确有明确疗效。

（三）讨论

实践研究表明，辟谷对妇科、男科疾病具有极好的治疗价值。其原因可能与辟谷对情绪及肝功的改善、对先天肾气及后天脾胃的调摄，以及通过细胞自噬对细胞及机体功能的调整有关。辟谷对各类妇科及男科疾病疗效的系统研究，还需要广大医务工作者及研究人员的参与，明确其防治各类慢性疾病的机理机制，使这种中医非药物自然疗法为更多患者带来福音。

三、辟谷治疗难治性睡眠呼吸暂停典型案例及分析

睡眠呼吸暂停低通气综合征属于一种较为严重的呼吸系统疾病，主要表现为患者在睡眠过程中出现多次的呼吸暂停，生活表现为打鼾严重、夜尿次数增加等，还会引起患者自主神经紊乱，进而并发一系列的并发症状。主要包括阻塞型、中枢型、混合型 3 种，其中以阻塞型最为常见。此病令患者身体缺氧，血氧含量降低，严重影响心脏和大脑的功能。国内外不同的流行病学调查显示，此病的患病率在 2% ～ 15%，累及的人群包括婴幼儿、中青年及老年人，在中老年人群中患病率随年龄的增加而增高，睡眠呼吸暂停患者往往治疗效果不理想。此病对健康的危害突出表现为它的高患病率和其对全身多系统、多器官的严重影响。我们在开展服气辟谷治未病过程中治疗一例十年以上典型睡眠呼吸暂停低通气综合征患者，效果明显。我们对

该患者辟谷前后使用智能枕（VSS–P01，江苏享佳健康科技股份有限公司）监测到的睡眠数据进行统计分析，并分析总结治疗效果与治疗经验。

（一）案例与方法

1. 案例

患者男，42 岁，大学时期既有严重打鼾现象，2006 年在三甲医院确证睡眠呼吸暂停低通气综合征。后经多方治疗，效果不显。患有严重过敏性鼻炎 5 年以上，该患者血压、血糖均正常，血脂偏高，无脂肪肝，身高 1.76m，体重偏胖，最高时达 100kg。本实验通过宁夏医科大学医学伦理审查委员会伦理审查（No.2018–227）。

2. 辟谷干预

该患者于 8 月 13 ~ 19 日完成了为期 7 天的中医服气辟谷活动。辟谷期间每日进行 4 ~ 6 小时集体练功，每日室外步行 2 万步左右，辟谷期间每日饮用矿泉水 2000 ~ 4000mL，未进食任何食物。7 天辟谷限食后饮食由稀饭等流质逐渐过渡到半流质，量逐渐增多，一周后逐渐添加肉质食物。该患者辟谷限食后能坚持每天半小时以上的养生功法练习。

3. 睡眠指标监测

患者于 2018 年 7 月 13 日开始使用由江苏享佳健康科

技股份有限公司开发的智能枕（VSS-P01），监测到辟谷前一个月，辟谷期间及辟谷后连续 4 个月的相关睡眠指标，包括总睡眠时长，深度睡眠时长，深度睡眠百分率，浅睡眠时长，浅睡眠百分率，REM，REM 百分率，呼吸暂停次数、时长，单次最长呼吸暂停时间（SMAT），心率，打鼾时长、次数等。考虑到睡眠数据的有效性，设定以凌晨 1 点前上床且睡眠总时数大于 5 小时的睡眠数据作为指标分析数据。辟谷前有效检测天数 9 天，辟谷期有效监测天数 6 天，辟谷后 1 月、2～3 月、4 月有效监测天数分别为 26 天、36 天、27 天。

4. 统计学方法

统计学处理采用 spss22.0 统计软件。定量资料的差别检验使用方差分析，若方差齐性，不同时间点之间的两两比较采用配对样本 t 检测，若方差不齐，采用不同时间点之间的两两比较的非参数检验，检验水准为 $\alpha = 0.05$，0.01。

（二）结果

1. 服气辟谷前后身体基本情况及体重变化

服气辟谷限食期间身体状态良好，自感精力充沛，想吃食物欲望明显，但饥饿感不明显，身体无明显不适，每日监测血压与指尖血糖均在正常范围。辟谷前后体重变化（图 6-5）。辟谷前有严重鼻炎，辟谷前一月鼻炎未发作，辟谷一周后由于吹空调鼻炎复发，但明显轻于辟谷前发作时症状，日常鼻塞及打喷嚏、流鼻涕现象明显减轻。

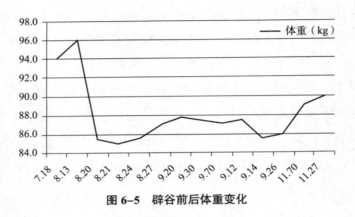

图 6-5　辟谷前后体重变化

2. 服气辟谷前后睡眠指标的变化

该患者辟谷前 1 月有较严重的打鼾与睡眠呼吸暂停现象，辟谷前 10 日，只监测到 4 日数据，2 日总睡眠时间小于 1 小时，1 日小于 2 小时，说明辟谷前睡眠质量很差。辟谷前 1 日经过养生功法练习，睡眠时长达 8 小时，但呼吸暂停总时间达 12 分钟，打鼾 47 分钟，止鼾 171 次。辟谷期间打鼾总时长与止鼾总次数逐日减少，辟谷后一周该项指标继续下降（$P<0.05$），每日打鼾总时长均保持在 2 分钟内，但一周后出现反弹。与辟谷前 1 个月相比，浅度睡眠百分率在辟谷后 3 个月（$P<0.01$）、4 个月（$P<0.05$）明显升高；REM 与 REM 百分率在辟谷后 2 个月（$P<0.05$）、3 个月（$P<0.01$）、4 个月（$P<0.05$）均明显降低；夜间体动

次数在辟谷后 2 个月（ $P<0.01$ ）、3 个月（ $P<0.01$ ）、4 个月
（ $P<0.01$ ）均明显降低；呼吸暂停次数逐月减少，在辟谷后
第 3 个月（ $P<0.05$ ）、第 4 个月（ $P<0.01$ ）出现显著性差异，
呼吸暂停总时间与 SMAT 在辟谷后也均逐月减少，至辟谷
后第 4 个月（ $P<0.01$ ， $P<0.05$ ）已出现显著性差异；心率
在辟谷后 2 个月（ $P<0.05$ ）有显著性降低。见表 6-20。

表 6-20　服气辟谷前后睡眠指标变化

指标	辟谷前	辟谷期	辟谷后 1 周	辟谷后 1 月	辟谷后 2 月	辟谷后 3 月	辟谷后 4 月
睡眠时长 /h	7.14± 1.09	7.22± 0.74	6.86± 0.75	7.50± 1.27	7.06± 1.54	6.96± 0.98	7.19± 1.41
深度睡眠 时长 /h	0.33± 0.24	0.37± 0.25	0.26± 0.38	0.27± 0.26	0.37± 0.20	0.25± 0.19	0.29± 0.20
深度睡眠 比率	4.41± 2.95	5.40± 4.10	3.67± 5.20	3.64± 3.51	5.39± 3.26	3.68± 2.89	4.07± 2.71
浅度睡眠 时长 /h	4.65± 0.81	4.70± 0.78	4.00± 0.57	4.76± 0.98	4.97± 1.28	5.19± 0.96	5.10± 1.20
浅度睡眠 比率	65.34± 8.40	64.74± 5.29	58.79± 8.62	63.48± 7.41	70.12± 6.92	74.23± 5.78**	70.70± 7.54*
REM	2.24± 0.53	2.16± 0.39	2.59± 0.56	2.47± 0.71	1.72± 0.52*	1.52± 0.38**	1.76± 0.51*
REM 比率	30.49± 7.01	29.86± 4.42	37.55± 6.18	32.88± 6.39	24.49± 5.44*	22.09± 5.90**	24.70± 6.23*
呼吸暂停 时长 /min	4.89± 3.18	6.83± 1.60	6.00± 3.42	4.35± 2.83	3.78± 1.86	3.00± 1.64	1.63± 1.64**
呼吸暂停 次数	11.00± 5.81	11.17± 3.43	10.14± 4.45	8.62± 3.96	7.83± 2.62	6.22± 3.25*	3.48± 2.71**

指标	辟谷前	辟谷期	辟谷后1周	辟谷后1月	辟谷后2月	辟谷后3月	辟谷后4月
SMAT/s	59.67±43.79	102.83±48.92	96.14±33.52	70.00±34.19	65.56±32.64	61.22±43.96	35.22±49.84*
心率	64.33±4.00	62.83±1.47	62.86±1.46	62.69±2.43	61.56±2.66*	62.39±3.25	64.07±4.76
打鼾时长/min	32.89±27.51	13.17±18.63	2.00±1.83*	17.58±17.24	24.50±22.29	31.06±20.14	31.81±33.12
止鼾次数	118.56±104.95	46.33±68.46	6.00±7.79*	63.42±63.99	90.06±88.02	113.89±81.20	118.41±127.39
体动次数	12.10±5.64	8.81±0.77	10.93±1.27	10.51±2.20	6.83±3.47**	6.94±2..07**	6.41±2.06**

注：与辟谷前期比较：*P<0.05，**P<0.01

（三）总结与讨论

本研究中对 1 例 10 年以上难治性睡眠呼吸暂停患者治疗效果较好，辟谷后 2 至 4 个月体动次数、REM 百分率均明显下降，浅睡眠百分率明显升高，说明该患者辟谷后睡眠质量明显改善。睡眠呼吸暂停次数、总时长与单次最长时长数均逐月下降，说明辟谷治疗该病效果明显。辟谷期间呼吸暂停总时长与单次最长时间均增多，这可能与其体重减轻后，加重了气道软组织和肌肉的塌陷性有关。该患者辟谷限食后坚持养生功法练习，平均每日练习时间达半小时以上，这可能与睡眠质量的逐月改善有一定相关性。值得注意的是辟谷期间打鼾时长与止鼾次数均明显降低，

辟谷后 1 周进一步改善, 打鼾总时长均保持在 2 分钟以内,
但 1 周后打鼾总时长与止鼾次数明显增加。患者自述与其
在辟谷限食 1 周后吹空调诱发鼻炎有关, 自述打鼾严重的
日期均是其鼻炎发作的日期。自述辟谷后第 3、4 个月晚间
睡前饮酒次数较多, 这可能是后期打鼾次数进一步增多的
原因。另外该患者辟谷限食后总体上床时间较晚, 大都在
夜间 11 时 30 分至凌晨 2 时之间, 这也可能是打鼾时间及
次数增多的原因, 后期体重的增加也可能是一个重要影响
因素。其他患者应用经验表明多次服气辟谷可能治愈鼻炎,
此患者建议其进行再次辟谷, 并于辟谷后保持规律生活,
以进一步对睡眠呼吸暂停低通气综合征进行治疗并争取达
到治愈效果。

第七章　辟谷者体会

李保有（Li Baoyou）老师20世纪80～90年代即开始进行辟谷技术的教授活动，在国内办班近20年，治疗了无数疑难杂症。后由于出国发展，李教授在国内的辟谷技术教授活动暂时中断。我们和李教授的学生俞海虹老师取得联系，先后在广东、宁夏举办了多期课题辟谷养生培训班，辟谷养生效果突出，并得到了学员的一致好评。2017年底，因课题需要，有幸邀请到李保有老师亲临宁夏医科大学开展辟谷课题培训班，目前辟谷治疗项目已进入宁夏医科大学附属回医中医医院银川医院治未病中心，成为临床治未病项目。此处将部分学员的文章与感受列出，以俟广大读者。

一、中年危机——一切都是最好的安排

（一）保温杯里泡枸杞

在办公室里，我熟练地打开保温杯，丢进一包刚从京东买的免水洗红枸杞（还挺贵的），美滋滋地冲上一杯热水，细细地品着。

旁边的小伙子乐上了："咋地潘哥？又补上了？"我一听也乐了："不能和你们年轻人比。人到中年不得已，保温杯里泡枸杞啊！"这种生活状态我已经保持了好几年了。

这辈子我真是跪了，35 岁了，除了赚了一身病，啥都没赚到。年轻的时候，一瓶红牛就能让自己满血复活。现在，估计打上 10 只兴奋剂也兴奋不起来。悲催的是身体随之变得特别羸弱，那个"他好，我也好"的广告语随时提醒我，是不是也应该买来试试了。

免疫细胞比 2019 年的国庆阅兵还整齐，走着正步就撤了（真搞不懂撤退还这么有秩序）。感冒流鼻涕都是小事，什么脂肪肝、病毒疣、痔疮跟着就占领了身体至高地。

尤其是过敏性鼻炎，十几年来每年春秋两季定时定点地来敲响我的神经，从来不缺席也从来不迟到（可以当劳模了）。鼻子、眼睛、耳朵、嗓子连锁反应，鼻涕全天不停流，不分场合不分时间就喷涌而出，搞得我特别尴尬。眼睛和耳朵一起痒，喷嚏连续打个不停，嗓子还痛的要命。

不仅如此，持续时间特别长，能有 40 天。

　　整个世界对我来说都是浑浑噩噩的。我那时候想，这样的日子什么时候才能到头，想死的心都有了。去过西医院，看过中医，用过偏方、喷剂、内服药、艾灸全部用过，最后得出一个结论——无药可医。思来想去也只有无奈苦笑一声：我上辈子是炸地球了还是怎么地，得做了多少坏事，这辈子非要让我脚底生疮头上流脓（脚上长了病毒疣、脑袋上鼻涕不断流）。

　　这个就是我前半生的生活状态，估计我下半辈子也就习惯了，就和打麻将似的，能不能胡全靠别人点炮了。

（二）榜样的力量是无穷的

　　好在天无绝人之路，否极总归泰来。我就说嘛，我再坏也不可能通敌卖国去吧。老天爷给我关了一扇门，总不能锁上 100 把锁吧。

　　公元 2018 年，多么不平凡的一年，多少名人都排队去那边报道了，还好我只是一个人名。我的人生出现了重大改变，也是我人生观的一次彻底升级。

　　2018 年上半年，过敏性鼻炎又和大姨妈似的准时来看我了，我精神特别萎靡，我下了大决心，决定要去健身。为了家人的幸福，为了公司的发展，我要好好保重我的身体。不出意外，一段时间后我渐渐地、渐渐地就不去了，太累了，实在坚持不下去了，又被自己打败了。

　　有天上班，领导看我脸色比较差，问我："你咋的了？

精神怎么这么差？"我就把身体情况简单给领导做了 1 个小时的汇报。他掐指一算，说我这是病得治。我当时立马晕倒！

领导一脸严肃给我说："小潘同学，想不想身体好？""这还用问吗，必须的！"。我也满怀期望地看着他，希望领导给我一个终极处理方案。哈哈！领导就是领导，说出的话就是有水平："告诉你，要想身体好，就得七天不吃饭。"

此时我心里，跑过 1 万个念头，我想我到底哪里得罪他了？欠钱了吗？欠多少？我工作中哪里出纰漏了？哪句话说错了？灭口的方式有很多，这么做是不是不太符合人道主义呢？

领导给我解释了，所谓的 7 天不吃饭是辟谷，当时据他说，辟谷治好了他的眼底病变和双肾结石。你说我信吗？哈哈……你说我可能信吗？巧合，纯粹的巧合！偶然，绝对的偶然！只有傻子才会 7 天不吃饭，去相信什么所谓的辟谷。我肯定不会去，我要是去我就是那个大傻子。后来吧我就成了那个大傻子。我不仅去了，还去了两次。

2018 年 8 月份，我照常为了公司的未来努力奋斗着，领导告诉我他崇拜的辟谷大师李保有老师来济南了，还要办个辟谷班，据说我们公司老大也参加。我当时特佩服我们领导，这个忽悠水平太高了——公司大佬们都被忽悠去了，真乃神人也！我当时就抱着看人试药的心态，看看我们公司这几个大佬能不能涅槃重生，要是不妙我就要做好另投明主的准备（是不是太坏了）。

你别说，领导不在的日子就是爽，不仅爽而且过得特别快。没人盯着下班特别准时，天天老婆孩子热炕头，一周后大佬们竟然回来了！

当我第一眼看到我们公司老大的时候，惊得下巴都掉到地上了，整整一个 mini 版本。原来苹果 8plus，现在就是苹果 6 了。从 200 多斤估计瘦了 20 多斤，整个人都苗条了许多。我都搞不明白这是受了多大的虐待？现在估计回家嫂子都不一定让他进门。嗯，合理！我也就是没有图片，有的话我都放一个他的前后对比照给大家乐一下。太有意思了！老大说他之前太胖，打呼噜有呼吸暂停，辟谷后这个彻底治愈了，鼻炎也基本痊愈了。我其实当时特别怕自己能饿死，这会看看我 160 多斤的体重貌似不是问题。

后面咱也不纠结了，当大傻子就当大傻子吧，跟着领导的方向还是伟大光明正确的，我就抓紧尝试一下试试水吧。

（三）似神仙的修炼历程

2019 年初，我第一次参加李保有老师的辟谷班，不仅如此，我还拉上我家老爷子、老太太，还有我媳妇，基本是倾巢出动了，属于抱团辟谷，万一有啥不测还有个照应。与我同去的还有公司同事以及他们的父母七、八个人吧。李教授简单给我们介绍了辟谷，提出了基本要求：勤练功、持心静、多饮水、行脚力、不存疑。我同事的父亲当时听着听着就睡着了，我乐得不行了。看来李教授就是厉害，讲课都能让人进入放松状态，这也太松了，呼噜声都出来了。

说到底辟谷也没啥太难，除了不吃饭，功法练习也比较简单，主要就是练习辟谷养生自发动功。站在那里听着辟谷音乐最大化地放松，一天三次，一次大约半个小时。我第一次听着辟谷音乐就想笑，李教授音乐里面的长音："头部放松……"这个松字能拖10秒钟，有种哈雷彗星的长尾效果。

后来才知道李教授的声音有能量。这个太难，不给大家做具体解释了。你可以想象成共振就好。练功过程跟着音乐想象自己变大，变空，变轻，变小，怎么健康、怎么舒服怎么想。身体自然会根据不同的病灶产生不同反应，我就是眼泪不停地流，不停地打哈欠。看过瘾君子吗？就是吸毒的那个模样似的。半个小时后练完功感觉身体还挺舒服，还真和吸毒有点像。

第一天不吃饭，感觉还没有咋地，也没有觉得多么饿。毕竟身体积攒的老库存还是很丰富。最要命的大冬天的那个冷啊，辟谷期间李教授还要求不能喝热水，只能喝凉的矿泉水。白开水是死水，长这么大第一次听到这个说法，水能烧死。我基本上全靠喝水消磨时光了，没事就喝水，饿了喝，渴了喝，一言不合就喝。第一天我喝了大概大约18瓶水，当然厕所肯定没少跑，同事还调侃我肾不行啊！怎么还尿频了呢。

要说第一天让我记忆犹新的是冷，再一个就是困，晚上练完功回到家，啥玩意不想干了，倒头就睡，除了因为喝水多了，中间起来上了一次厕所，估计我能长眠不觉醒，饿的连梦都不做了。早上闹铃就无奈了，费了好大劲才把我叫起来！要不是早上还要练功我都一天不想起，起床后感觉还蛮好的，完全没有饥饿感。每天早上的这个状态一直持续到辟谷结束。

第二天，感觉完全能应付，没啥大的饥饿感，体重不错，有点变化，大概瘦了 3 斤左右，最让我感觉不可思议的是，我的过敏性鼻炎慢慢开始通气。我的鼻子很有个性，睡觉的时候右边侧身右边一侧鼻子不通，左边侧身左边一侧鼻子不通。整整 10 多年处于缺氧状态，整体进气量比别人少了一半，搞得我大脑记忆力都不好了。现在你认为我在写回忆录，有可能我在写童话呢。（开个玩笑，缓和一下尴尬的气氛）

晚上回去一如既往地睡眠很好，平时我睡觉会有盗汗的症状竟然消失了，之前看过中医大夫说我这是脾胃虚弱导致的盗汗，吃了调理脾胃的几副中药，效果也不怎么明显。当时还不知道为啥辟谷期间症状会改善，后来终于明白了，说到底就是吃饱了撑的。你别笑，我后来琢磨一下这是有道理的。晚上吃得太多，脾胃就得不到休息，不停地蠕动分泌。实在消化不了就转成了湿气往外排。就像一个人让他不停地工作，不眠不休，用不了几天就会垮掉。

通过辟谷，人们可以让从来没有享受过休息待遇的胃肠系统得到休息。在整个的休息过程中，胃肠系统自身会进行修理、调整、维护、修复、再生等一系列的胃肠功能强化处理，使得整个胃肠系统，马力强劲、功能持久，盗汗的毛病自然就好了。我想我还是很聪明，这么复杂的道理都让我想明白了。

第三天太惨了，公司有事情我还出差去了烟台，大家都知道烟台可是雪窝子，一到烟台迎接我的就是漫天飞雪。最让我难受的是烟台的美食，三文鱼、螃蟹、大虾等等，这次就和我无缘了。

除了外界的诱惑，身体真难受，腿跟灌了铅似的，迈不开步子，实在是饿得不行。要不是靠毅力坚持，我就跑到饭馆里大快朵颐了，甚至垃圾桶我都想翻翻了，我都三天不吃饭了，狗见到我都要躲着走。

这一天我真的是硬撑下来的，掰着手指头数着日子："嗯，还有两天结束，不对还有 3 天结束，不对不对还有几天来？怎么数不过来了……"就是这样整个人都在蒙圈状态。早早地躺在宾馆的床上睡觉去了，这样是避免欲望最好的办法。

一夜无话。希望这种日子能尽快结束，我也早点解脱。我真有点后悔的感觉，无奈已经上了贼船，忍忍吧。

第四天，我本来估计又要熬着过了，实在不行我抓紧写封遗书，告诉媳妇私房钱藏哪里了，免得变成一桩悬案！不过，第四天是我认为最神奇的一天，早上起床我就花了半个小时练习了自发动功。整天没有任何的饥饿感。

馋是馋了点，但是感觉浑身充满了力量，有想出去活动的冲动，整个人特别精神，特别轻盈。就如李教授说的神仙般的感觉。鼻子呼吸顺畅，眼耳鼻舌五官都非常灵敏。

就这样给你说吧，方圆十里的肉火烧，我都能分得出是猪肉的还是牛肉的，就这么厉害！！！我也想低调，可是实力不允许啊！到第四天我瘦了估计有8斤左右，功法还是保持每天练习，这个是基础不能丢。

第五天到第七天，没什么可以说的，都是保持在了第四天的神仙状态，身体特别舒适。体重从160斤降到145斤，整整瘦了15斤。

（四）辟谷还要辟心

通过这次辟谷颠覆了我以往的好多认知。真是听君辟次谷，白读十年书。神奇的辟谷让我身体和心理发生重大改观。大道至简，说到底病从口入，少吃更健康。这个古人几千年总结出来的养生道理，道理天天喊，但是鲜有人能够做得到。

吃出来的毛病，要用吃药的方式去解决；补出来的毛病，要用补品的方式去处理。我们总怕自己身体少了什么，但是不回去思考是不是多了什么。

其实这里面更多的是人性贪念的原因。所以如李教授所说，好多病起因就是心态的原因。辟谷短时间的饥饿感，真的让我会忘掉很多其他方面的欲念，那个时候对我来说，一个普通的苹果，也是一件美好的事物，什么房子、车子、票子都比不上一个苹果来的真实有效。

有几个辟谷的小贴士跟大家分享一下

1.辟谷不是不吃饭就能健康，必须有精通辟谷的专业老师指导才能有效果，每次辟谷都有规定的时间，我学习的辟谷法，需要认真的练动功和静功。

2.一瞬间会有一定的饥饿感，但是更多的是馋！前三天是一个适应过程，可能身体会有不适，就像李教授说的，跑长跑进入一个体能极限，只要突破这个极限，就会展现出极大的舒适度。每个人反应周期不一样，一般是三到四天。

3.可能会有一些排病反应，会感到身体不适，比如头晕、口干、身体的某些部位疼痛等，这些都是身体在辟谷期间的正常调节反应，辟谷后就自然恢复。

4.体重在辟谷的几天里，降的很多，一般有10多斤，复谷期间要是保持的好，也会继续减重，完全恢复饮食后能保留多少胜利成果，关键看你的生活饮食习惯。

有句话是我经常说的——大道至简，关键问题是我们能不能相信并为之坚持下去。

（五）辟谷重塑我的"三观"

人生的路自然是苦难多于欢乐，成功不会是一帆风顺的，一路上势必要披荆斩棘，克服重重险阻，淌过急流险滩，最终方能踏上人生高峰。

繁华乱世让我们眼色迷离，物欲追求让我们忘乎所以，什么才是我们追求的本源，其实都在我们眼前，只是我们却忽视他的存在。

当你人生辉煌，放纵任性的时候，当你处处碰壁，无助茫然的时候，来辟一次谷吧，多些清静，去些杂念，让我们微笑面对，享受人生，总会再起，得之坦然失之淡。

辟谷让我们体会空腹饥饿的感觉，我相信能够经受住美食诱惑的人，自然也能承受得住生活的苦，理应享受得了苦尽甘来之后的甘甜。

辟谷即是人生。

（潘伟　山东）

二、辟谷重生，人生重启——辟谷 20 年之感悟

（一）两本病例

1994 年，江城武汉，我开始了四年的大学生活。

我现在依然认为，武汉的气候不适合我。夏季湿热难耐，汗都排不出来；冬季湿冷透骨，盖几床被子都感觉冷。虽然如此，毕业离开武汉时，我还是在火车上哭得稀里哗啦。

春夏之交、夏秋之交，武汉的气温变化波动很大，经常一天之内温度陡升或者陡降。刘同学给我分析，武汉处于中国中部，属于冷暖空气反复博弈、不断拉锯的区域。每次冷暖空气博弈和拉锯，我就会准时到校医院报到。

虽然那一年是"双轨制"的第一年，上大学开始交学费了，毕业也不包分配了，但是有一点好处：校立医院看病依然是免费的。每个学生有一个红色的病历本，只要是在校医院看病，都是不收费的。

大三有一天，我的病历本已经写满了，当我找到医生要求新发一本病例，我依然清晰地记得，医生那惊讶的表情。我能理解他，因为我的同学们几乎四年才用了几页病例纸。

（二）三种痛法

我算久病成医了，从小就小毛病不断，所以对传统的中医和道家方法很感兴趣。

原来以为这辈子修修补补也能过去，谁知老天爷都已经安排好了。

1996 年的一天，我正在操场跑步，突然一种无名之痛从腰部传来，迅速遍及全身。我几乎站不住了，强打精神拖着身体到了校医院。经过初步诊断，是双肾结石。

我躺在病床上，看着输液管滴答滴答。同学们过来看我，说了很多安慰的话。我不想听，我特别疲惫，不想见任何人。我闭上眼睛，头侧到一旁，把同学们请出病房。当时翔哥最后一个离开，批评我对同学们不礼貌。

输液一周，我出院了，医生让我保守治疗，多喝水，多运动，争取让结石自己排出来。但是我不敢，因为结石动的时候太痛了。百度上关于肾结石有三种痛法，我都体会过：钝痛、隐痛和绞痛。肾结石的痛苦之处在于，你不知道什么时候会痛，而且一痛起来你也不知道什么时候停止，这种心理的恐慌时刻悬在头上。寒假回到老家，我没有告诉父母。但是不争气的是，在春节前几天结石动了，我的痛苦没有瞒过他们。父亲马上带我到药店，买了最贵的德国进口排结石的中药，尽管我知道那没什么用。正月初七，我直接买了到镇江的火车票，参加李老师的辟谷班。之前我看了好几期关于李老师的报道，这些报道没有神乎其神的吹捧，没有云里雾里的花样，只有一个又一个鲜活的案例。到了镇江，参加 7 天的辟谷班，回到武汉，肾结石还在，但是不怎么疼了。

（三）泰坦尼克号

1998 年 3 月，阴沉沉的一天，早上醒来，右眼前有一个黑蝴蝶在随着眼球的转动飞来飞去。

那时候街机已经不流行了，《红警》是同学们课后讨论的话题，《帝国时代》是我能 PLAY 的最简单的游戏。黑蝴蝶就是《帝国时代》送给我的礼物。

黑蝴蝶挡住了我所有的视线。当我的双眼要聚焦看路牌的时候，黑蝴蝶就马上飞过来，挡在路牌前面；要看书的时候，黑蝴蝶就飞过来挡在字的前面……

有个数据统计，人类信息量的 80% 来源于视觉。当你视力完好的时候，你根本感觉不到。当你失去它时，你才发现，你的眼睛是多么重要。

4 月份，全球轰动的《泰坦尼克号》上映，上映的那天晚上，学校的小操场人山人海，同学们坐着小板凳，期待一睹为快。我应该是全班唯一一个没去看《泰坦尼克号》的人。

我独自一人在小操场外面走着，听着里面一阵又一阵的惊叹声，此起彼伏。

我没有跟同学们讲起我的病情，他们不会明白，也理解不了我绝望的心情。

马上就要毕业了，我打算找个地方藏起来，让别人找不到我。

（四）神奇的电话

1998 年 6 月，宿舍传达室的肖大爷："你的长途电话！"

李老师镇江辟谷养生中心，给老学员有个免费辟谷的名额，我被选上了。幸运之神开始降临在我头上。

我没有别的选择，这是我唯一的希望，唯一的救命稻草。

到了镇江长岗辟谷养生中心，我心无杂念地开始了辟谷练功，心里只有一个念头："一定要把身体治好！"中间休息的时候，我自己跑到练功房继续练功；碰到李老师，鼓足勇气让李老师帮我调理。看到李老师有时间，抓住机会让他帮我调理。

神奇的事情出现了。辟谷练功第三天，肾结石全部排出，像棉絮状或者白云朵状；第五天，黑蝴蝶完全消失，视力也提高了。第七天，感觉百脉皆通，身轻如燕，看到院子里奔跑的狗都想追过去一比高下。

受益最大的是自发动功，身心彻底放松后，气感极其明显。特别是双手，自动去按压、敲打堵塞的穴位，而且取穴特别精准。一穴一穴地通，一经一经地通，循经敲打，通的时候痛彻心骨，通了之后神清气爽。

这时才明白李老师说的："人体自有大药。人的身体是最聪明的，人体有自愈力，不需依靠外力。"

（五）一窍不通

高中时候一次感冒得上鼻炎，就一直没有好过，已经20多年了。

20多年来，大部分时间我都是一个鼻孔呼吸，有时候是左鼻孔能呼吸，有时候是右鼻孔能呼吸。最极端的时候，两个鼻孔全部不通气，一晚上我用口呼吸，第二天早上口腔极度地干燥和难受。这时候才理解《生物》书上讲的："鼻腔对空气有温暖和湿润作用"

这样算来，我每天吸进的氧气，就比别人少50%。这是一个很可怕的数字。

鼻炎是常见病，时好时坏，也没当成很大的事情。直到2017年夏天，右鼻孔彻底堵住，不能呼吸了，而且右侧颧骨旁隐隐作痛。我跑到三甲医院诊治，医生看完我的CT之后，转身就开了住院单："立刻手术治疗！"小小的鼻炎还要手术？我又跑到另外一家三甲医院，医生看完 CT 之后，同样的结论："立刻手术治疗！"

病床需要排号，在等病床期间我研究了 CT，鼻子左边和右边的图像确实不一样，一侧是黑色，一侧是白色。医生说我的鼻炎时间太长，鼻窦、额窦、蝶窦都充满了积液，时间长了会腐蚀骨头，严重的话会穿透颅骨，细菌会进入大脑……想想都特别恐怖！

生病有个好处，会让你有学习的动力。得了鼻炎我现在才知道，窦是孔、洞的意思，鼻窦就是鼻子附近的骨骼空洞。

鼻炎手术很简单。用微创方式进入鼻窦等位置，把里面的积液吸出来，然后消毒杀菌就 OK 了。那以后呢？看你自己了，很有可能复发，鼻炎跟抵抗力降低有很大关系。

尽管医生说是小手术，但我依然非常担心。看过的新闻告诉我，鼻子属于危险三角区，鼻炎手术可能引发严重后果，鼻子轻易动不得……在手术与不手术的纠结之中，右鼻侧的隐痛次数不断增加，会不会开始穿透颅骨了，会不会是鼻癌？

又一次陷入恐慌和焦虑！

冥冥之中自有定数。突然想起来给李老师打个电话，简单说了情况。李老师在电话里告诉我："第一、不会穿透颅骨，不会是鼻癌；第二、有方法可以治疗………"

这么简单！？我有些不敢相信自己的耳朵，我反复跟李老师确认。李老师说："是的，是的，没有问题"我在半信半疑中开始了练功，每天 23：00 ~ 24：00，一遍自发动功，一遍静功，配合呼吸心法。一周过去了，没什么效果，右鼻侧的隐痛反而更明显了。不会不管用吧，要不还是去动手术吧，否则穿透颅骨就 OVER 了。想归想，还是不敢受那一刀之苦。咬牙继续练习，每天两遍功法，有时候真困得不行了，想想手术刀，还是要继续练。

在相信和怀疑的纠结中，又练习了半个多月，鼻子通气逐渐改善。有一天练功的时候，一吸气竟然有个东西吸到喉咙，赶紧吐到马桶中。紧接着一吸气，又有个东西吸到喉咙，这次赶紧用纸巾接住，一团黑乎乎的东西（如给您带来不适请见谅）。

瞬间两个鼻孔同时通气，彻底地通气！我第一次享受到自由呼吸、畅快呼吸的快感，可惜那时接近午夜，没有人能分享我的喜悦。

（六）奢侈的睡眠

从来没有失眠的感觉，虽然谈不上倒头就睡，虽然梦多一些，但是还是能一觉到天亮。怎么会睡不着呢？

真正知道失眠的痛苦，是我母亲那里了解到的。她从老家过来帮我带孩子，因为不习惯城市的生活，有段时间是彻夜无眠，零睡眠，第二天面容十分憔悴，眼睛里布满了红色的血丝。一问之下，原来老母亲在老家的睡眠也不大好。

正好李老师在济南办辟谷养生班，在我的极力劝说下，父亲陪着母亲去参加了辟谷班。虽然去之前是顾虑多多，但是去了之后态度非常认真。李老师说最好不要吃东西，他们就一点不吃；每天走 2 万步，他们就步行往返。

辟谷的效果非常好，母亲的睡眠辟谷期间每天都有改善，辟谷后每天能有 4–5 个小时的睡眠。父亲的过敏性鼻炎有了明显改善。回到老家，老两口每天坚持练习功法，每天都能体会到身体的改善。练功已经成了他们每天的必修课。

作为儿女，父母身体健康是最大的心愿。一旦父母身体不好，他们自己的生活质量不高，儿女也要跟着操心。中年男人不如狗，大概说的就是这种情况。很庆幸，我的父母在古稀之年能接触到李老师和辟谷，能相信辟谷、体验辟谷，并且能坚持练功养生。

愿天下的父母都能身体健康！

（七）大医精诚

《大医精诚》出自唐朝孙思邈所著《备急千金要方》第一卷，为习医者所必读。《大医精诚》论述了两个问题：第一是精，即要求医者要有精湛的医术，认为医道是"至精至微之事"，习医之人必须"博极医源，精勤不倦"。第二是诚，即要求医者要有高尚的品德修养，以"见彼苦恼，若己有之"感同身受的心，策发"大慈恻隐之心"，进而发愿立誓"普救含灵之苦"，且不得"自逞俊快，邀射名誉""恃己所长，专心经略财物"。李老师就是既精且诚的大医。我认识李老师 20 余年，李老师除了研究医术，别无他好。我亲眼见过很多参加李老师辟谷养生班治愈的事例，肠胃系统的疾病、胆结石、肾结石、鼻炎、失眠、囊肿、肌瘤、便秘、高血压、高血脂、糖尿病、过敏、不孕不育等等，都能达到很好的效果。

李老师虽然医术高超，但是丝毫没有架子，对于学员的疑问，有问必答。经常一个辟谷班上，同样的问题要回答好多次。每次辟谷班结束，学员们都成了李老师的忠实粉丝。

（八）我看辟谷

20 年间，我辟谷了 5 次，见过许多辟谷成功和不成功的案例。

辟谷可以治百病，但是不能治百人。同样的人，在不同的心态下，辟谷练功的效果也不一样。

现在的社会发展太快，人经常处于各种焦虑之中。情绪的变化会影响身体，比如一句话会吓出一身冷汗，一封信会让心脏怦怦跳，这都是情绪对身体的影响。负面的情绪太多，会让我们的五脏六腑积攒了太多的毒素，正常的功能发挥不出来，形成了亚健康以及各种病症。

辟谷就是让我们在繁杂的工作和生活中，进行一次身体和心灵的彻底放松。通过放松，激发我们身体的本能，把身体的浊气、浊水、浊便通通排出去。

大道至简。辟谷的原理很简单，方法也很简单，但是效果却不简单。初练辟谷功法的学员，经常心存疑问："这么简单的功，能管用吗？"李老师本可假传万卷书，但他宁愿真传一句话。

身心放松，不执一物。虽然说起来简单，但是做起来却很难。这就是为什么第一次辟谷班不能在家自己辟谷，一定要参加辟谷班的原因。

辟谷要看心态。越是位高权重、聪明绝顶之人，越执着于自己以往的经验，而不能进入练功状态；越是空杯心态、身患绝症求医无门之人，反而越容易达到惊人的效果。

辟谷要看缘分。已经辟谷者，受益颇多，每每惊叹；不信辟谷者，即使至亲，也是枉然。所以李老师常说，医不叩门，道不轻传，不相信的人不要勉强。

希望李老师道韵辟谷能结缘更多有缘之人，共同造福天下众生。

（贺业涛　山东）

三、我与辟谷的不解之缘

印度著名教育家、哲学家克里希那穆提曾说过：教育的意义在于唤醒智慧，培养自由而完整的人。

2012 年夏，没经验的我冲动的我，只身去成都，开始骑单车去拉萨，朋友们羡慕并替我激动。

2013 年秋，又是那个倔强的我，辞掉国税局工作，开始从文科跨专业学习统计设计实验，考取心理学研究生，朋友们依旧可爱，为我欢呼开心激动。

2015 年秋，郭教授要我请假几天，去参加辟谷并协助收集 SCL90 症状自评量表数据，我征求导师和朋友意见。但现在，他们一个担心的说不吃饭会饿死，一个说他们是骗子。

2017 年春，私人情感/论文/就业等事一起长期袭击我，经常一股气从胸腔中升起，也蛮好，有这样一个能察觉了解自己身体的机会，深刻体会到为什么有"生气"这个词。

2017 年夏，毕业了，我也因"生气"被充气，浮肿胖了很多，大姨妈长久不来，脾气也暴躁但不知如何调节，只记得这几个月的日子里，我焦虑，我纠结，我难过，我痛苦还迷茫，昏昏沉沉地熬着每一天。

2017 年秋，去看当地著名老中医把脉说我怀孕，我诧异，单身狗游泳池怀孕的奇迹故事要发生在我一个素人身上吗？抱着老中医开的补药离开，选择了上海一家不错的艾灸刮痧针灸，钱花了不少，身体也遭罪不少，还好大姨妈终于来了，身体舒服了，情绪也慢慢地好起来。

2017 年秋冬，故事本该在这里结束，大姨妈报到还算准时，可小腹部总有凉气来回窜，每次来之前 10 天左右，整个人总是憋胀，升起无名火，偶尔走路会晕倒。所以持续一年的时间内，你总能看到这样的画面，来大姨妈之前的半个月，我每天最少两次坚持艾灸按摩，剩余来大姨妈的半个月总算可以多一些休息轻松的时间。我跟朋友讲："胖胖的我靠艾灸续命"。嘴上调皮，身体却很诚实，真的真的想下辈子不要当女人经历这种废人般的痛苦了。

2018 年秋，繁忙的工作和对长期亚健康的状态让我实在无法忍受，我又问郭教授我怎么才可以彻底好，郭教授说："不太可能全好，除非辟谷。"哎，又是辟谷，不就是不吃饭吗？又那么神奇吗，我真不愿意花时间在这种我看来毫无神奇特别之处的事情之上，继续着自己"半月艾灸，半月轻松"的生活。

2018 年冬，周末参加一个心理座谈工作坊，探讨"沟通方式中保持好奇心"，一位陌生的姐姐提到了辟谷。人有时候总是这样，宁可相信陌生人的一句无心话，也不愿接受身边人的良苦用心。工作坊结束后，我开始搜索信息，查阅资料，15 年到 18 年，三年的时间，辟谷的资讯也多了很多。各种养生机构推"辟谷"，各种商家售卖营养素推销"辟谷"，还有一些免费或收费的形成一定规模的专门"辟谷"机构。我问专业研究辟谷的郭教授，参加哪一个好？他说，还是李教授的吧，毕竟李教授的辟谷很专业很有效果。李教授是谁？怎么能让"不吃饭"变的专业，我虽微有不屑但更多的是好奇。

2019 年 1 月，前往银川送别英年早逝挚爱的导师，期间看到了郭教授的几篇有关辟谷的学术论文，再一次追问郭教授，我什么时候才可以去参加李教授的辟谷。"当你真心渴望某样东西时，整个宇宙都会联合起来帮助你完成"，十天之后，我满怀期待如愿去南京参加李教授辟谷班，只为试一试，"让我的身体彻底变好"。

李教授说"几乎所有的病都是情绪问题导致"；导师的病，我的病，不都是这样来的吗？

李教授说"气是存在的，古人云，气足不思食"；出于我的生病中的身体感知，我深信不疑。

李教授说"阴阳转换有无相生……物无对错，过则成灾，在一定条件下，事物总会转化"；这些人人都知道的道理为何总在没理智的时候忘记。

我开心地听李教授深入浅出地阐述道家经典，开心的放松自己并学习道家养生方法，辟谷第三天，姨妈轻轻松松的来了，没有一丝丝的痛苦，身体的每一个细胞都是快乐而轻松同时没有艾灸味儿的。往后至今的大姨妈终于摆脱了那种痛苦。辟谷结束，在回上海的高铁上，我发信息给李教授，谢谢李教授让我打开了自己的眼界。李教授告诉我，打开的不是眼界，是你的心。

辟谷后的身心的变化，让我对辟谷上瘾，跟一些朋友沟通讨论辟谷，养生行业的朋友说辟谷的机会对他们很容易，到处都是。他们还说辟谷不算什么，最厉害的是看到幻想打开特异功能。还有些说国内能查到的有名的专家和大师我都去拜访学习过，你这不算什么。还有的宁可相信鬼神，却质疑我这是邪教。还有些直接新华网的新闻给我看，上面写"断食又称辟谷，说不让吃东西让身体功能紊乱"去试着体验了下他们引以为傲的最好，我不好评价，只能自己庆幸自己遇到的一切。但我能力不足，没法打开他们的心，充满着挫败感。

可是，自己受益是最重要的，于是借由工作的不顺，我有幸半年多参加了三四次辟谷，每次受益匪浅，也更让我坚定地在李教授团队的带引下继续走下去。今天也是我刚从连云港参加完第 3 次全辟谷。在连云港辟谷的第二天，朋友突然跟我们说无论如何身体健康最重要，钱和其他都是浮云，接着猜问出来她一起加班吃饭的同事昨晚猝死了，之前跟她说过压力好大，想辞职，一个女孩才 25 岁，朋友很难受，一时接受不了。连云港辟谷的第三天，得知我的前同事，一位人非常好的资深工程师，前几个月还在国外跑马拉松，也突然于 8 号离世。以前看新闻，觉得发生在别人身上，这些事稀松平常，真没什么可有感而发的。可看到身边的事，想起自己当初连轴转干活到气喘不上来，只有力气说一句"好累"的时候，突然有些想哭，现实不就是这样吗？"忙，没时间"关照自己身体的小毛病，最后自己却抽出了时间去医院。

记得当时骑车子到拉萨回来之后，

朋友问我，你觉得最难的是什么？

我说当你下决定踏出去的那一步。

面试时候，HR 问我，从文科跨专业到一门有理科内容的学科，你觉得什么是什么让你获得了成功？我说既然我想要这个学位，就我就会坚定不移地走下去。付出多少，终有多少收获。

如果你问我，辟谷真的对任何病都有用吗，不吃饭能我坚持下去吗？

我依然想用我多次的经验告诉你，突破那些世俗给你的条条框框，勇敢踏出第一步，走出自己原本那个或圆或方的世界，永远记得自己想要的是更健康更快乐的身心，开始充满自信地走上这条路，那么你就可以轻松掌握健康快乐的钥匙。

（沈世东 香港）

四、漫谈辟谷与保健养生

虽然现代医学已经发展到了很先进的年代了，但是很多慢性病、都市病、疑难杂症，以及所谓的绝症仍然得不到有效的治疗，以致西医发源地的西方国民也意识到这种医学的不足之处，纷纷投向了有悠久历史的中华医学，中医药、针灸、养生功法等就得到越来越多西方人士所青睐，针灸疗法更登上了高等学府的殿堂，成为政府认可的医疗技术。

社会上也渐渐开始流行起了"辟谷"活动，这似乎也是迎合这个时代所产生的事物。因为既然现今的医学不能满足于大众需求时，则势必会让人们另辟蹊径，崇尚这种无伤害性的自然疗法，是因为这是一种绿色疗法。不过，"辟谷"这种科学还无法完全解释的事物确也存在着争议性，因为事物本身所达到的效应已完全超出了科学范畴。

其实，"辟谷"是中国古代流传下来的高级养生方法，并与养生功法一样，是研究人体生命科学的敲门砖，也是破译人体生命科学的试金石。它不仅仅是人在较长时间内不吃饭可以存活的问题，也为人们在遇到天灾时求生能力的一种提升。更重要的意义还在于清除体内的垃圾和毒素，唤醒和活跃惰性的细胞，提升人体的正气，即机体的自愈抗病能力，以达到祛病养生，净化心灵，全面提升生活素质的目的。由于其在防治疾病方面的效果尤为突出，很多都市病，慢性病，疑难杂症，甚至所谓的绝症等，都能达到很理想的效果。所以，对于"辟谷"这种既古老又为大众比较陌生的事物，我们不要被人以讹传讹，应该要以科学的态度去深入了解。那么，最直接直观的做法就是，要知道梨的滋味，莫过于亲自尝试和体验。

"辟谷"是中国古人的智慧结晶，是中华古文化的瑰宝，应大力推广才是。但由于中国的特殊国情，养生功法曾一度沉寂，包括"辟谷"同样不能幸免。可以相信，养生功法和辟谷再度成为全民普及的保健方法已为时不远！

在此有必要澄清的是，有些坊间的辟谷严格来说只是一种「断食疗法」。由于方法本身的原因而未能真正调动人体的潜在功能，所以断食期间人的体力和精神状态相对欠缺，调病的效果也不是那么理想。这是一种被动的辟谷。而李保有老师创立的「中医传统辟谷养生法」是一种信息辟谷，它属于主动型的辟谷，和前者有着本质性的区别。尤其到了辟谷后期，前者和后者学员在体力方面的分别就会更加明显，即信息辟谷者在整个过程中几乎是不会对日常生活和工作产生什么影响的，甚至照样可以从事体力劳动!

现代人生了病去看医生和打针吃药似乎是司空见惯的事，久而久之，免疫功能受到了抑制，就会削弱人体对疾病的防御能力。如果长期处于这种状态，就会疾病重生，因为长期被压制的免疫功能已无法有效发挥正常功能，根本无力抵御外邪的侵入。而当我们进入了辟谷状态后，机体的各种功能都会慢慢地得到修复，包括最基本单位的细胞，以及能促进杂乱的功能归于有序化和正常化。

辟谷是以"不吃不觉得饿"为基准，但刚开始辟谷时，有些人也会感觉饿，其实这种感觉是长期的进食习惯所形成的条件反射，并不是真正的饿。如何验证呢？辟谷者当感觉饥饿时，可以吃一些水果，但摄入的量一定不能多，例如半个苹果等。如果稍微不小心多吃了一点，胃就会不舒服。这就证明了人在那种特异的状态下是可以不吃的。当然可以多喝水。除了补充身体水分外，在辟谷活动中喝的水或吃的水果都带有老师信息能量，有助于稳定大家的那种特异状态。

大家都知道，人不吃东西的生命极限最多大约两个星期。但在辟谷历史中，超越两星期者大有人在。其实说白了，辟谷现象可以说是人本能的一部分，每个人都具备，只是人们对自身固有的潜在功能知之甚少而已。辟谷活动就是由老师为学员创造了一个激发潜能的条件，因此就能产生出一系列神奇的效应。李教授二十多年前就大面积推广辟谷，积累了大量的成功案例，救治了无数的患者，包括很多疑难杂症和癌症患者，挽回了无数人的生命。

辟谷能让身体器官，尤其消化系统充分休息，降低基础代谢，让身体受损的细胞，脏器等慢慢得到修复，提高机体的免疫功能。当身体各部功能逐渐恢复，各种疾病亦都会不药而愈。所以，辟谷对强身健体，防病治病有着积极的意义。

值得一提的是，李教授自己创编的系列辟谷养生功法，是完全达到了大道至简的境界。它直奔主题，没有牵强附会和多余的招式去迷惑练功人。他的功法，简单但有层次，没有特别的练功要求。例如没有呼吸的要求（自然呼吸）；没有方法和练功时间的要求，属于医学养生功法的一种。还有，他的功法可以拆功习练。例如动功有几个招式，大家也可以根据自己的需要把它拆出来习练。练他的功法效果好，长功快。以上凡此种种，都是好功法所应具备的条件。

在这个西医学对很多疾病束手无策的时代，这种正能量的辟谷就更具有推广价值和深远的意义。相信它一定会越来越得到广大民众的认可和青睐，也必将对保障全民健康担当起重要的角色！

（闫慧丽　上海）

五、传统道医，带我拨云见日

李保有教授一直讲：大道至简，道法自然。实话实说，在认识李教授以前，我对道家医学的认识仅限于"道可道，非常道。名可名，非常名。"道德经是我一直想努力参透的国学经典，然而，能力有限，十几年间，我只记住了上面的这一句，还不懂其真正的意思。

人生三十岁是一个很奇妙的年龄，我一直拒绝在生日蛋糕上增加第三根蜡烛，表面上是不愿自己长大，变老。其实，是我对世间的认识太过浅薄，不具备一个而立的人该有的觉悟。三十岁以后，经常会出现一个错觉：这件事情在什么时候发生过，今天的某个场景，犹如昨天的事情，特别熟悉。夜深人静，倒一杯女儿茶，慢慢品味人生的苦涩，恍然间明白：不是错觉，是很多事情兜兜转转总是在我自己坚信的错误认识里，走不出来。我坚信自己思想、理念、方法是千真万确的，类似的事情，用同样的"真理"去解决，但每次都像历史重演，或轻或重的被自己绊倒在地！！！明白之后，更加沉重的困惑袭来：难道我遇到了传说中的人生瓶颈？辗转反侧，一夜无眠，一夜无解。稀里糊涂的混迹江湖，总用板桥先生的"难得糊涂"自勉。

上苍垂怜，贺师兄给我的世界带来了光明，让我认识了道医文化这个原来我无法触及的领域。最初拜访李教授，有种君子之交淡如水的感觉，后来一直徘徊：辟谷还是不辟谷？七天不吃饭，对一个有着16年医学经验的人来说有点忐忑，好奇心追着我让我身体力行，亲身感受！理智又告诉我：不行，这太危险！在我迷茫不知所措的时候，贺师兄又往前拉了我一把，（此处省略一万字，对贺师兄的感激之情如滔滔江水……）泰山的道韵文化辟谷养生班如期进行。

　　第一天辟谷，听李教授讲道学，听得很舒服，平时困惑的问题从李教授这里讲出来，很自然，很简单。接下来的自发功就没有听课这么容易啦，越想放松越紧张，越紧张就越着急，自发功结束我的脚都站麻了，也没有一点感觉。带着一点小颓废去行脚，希望通过行脚让自己放松下来。下午的静功很舒服，很快就睡着了（练完功醒来觉得很抱歉），后来随李教授参加别的辟谷班发现几乎所有的同修静功都会舒服的进入深睡眠，我现在练习静功基本上秒睡。第二天开车半小时赶到上课地点，浑身轻松，上课的时候给自己心理暗示：今天自发功不能想太多，既来之，则安之。然而，练习的效果还是很一般，所以行脚的时候，同修们一起爬泰山，从桃花峪走到彩石溪，来回将近一万步，把自己狠累，就不信放松不了。下午和晚上上课的时候，同修们逐渐找到状态，我还在门外徘徊，越想入静，反而越胡思乱想。晚上回家的路上，我想可能第一次辟谷不会太快进入状态，这次就当预习吧，下次可能就会好很多。回家一夜无梦，晨起精神百倍，48小时粒米未进的我居然不饿！！！依然开车去学习，辟谷第三天，对我而言是目前我人生中最不平凡的一天，就在昨天，我已经决定放弃入静，一切随缘，然而，上午自发功的时候，感觉就是：淡淡流水载轻舟，悠悠鱼儿水中游。自在，舒适的感觉充斥着每一个细胞。一整天我都精力充沛，两眼放光，看到天空飞过的小鸟都会上前打声招呼，于是同修们怀疑我回家一定偷吃啦。（哈哈，我自己也怀疑，三天不吃饭，我还能精神百倍，是不是昨晚上梦游，吃了两馒头）第四天，第五天每天都红光满面，生龙活虎。并且，我手脚冰凉的毛病在第五天彻底消失啦，这是困扰了我很多年的痛，懂点医学知识的我，用了各种各样祛寒的方法，效果都不明显，没想到辟谷把扎在我心里这么多年的毒刺，连根拔除！第七天辟谷结束，开心地喝了散伙的小米粥，同修们欢乐的各回各家，我收拾行囊，带着孩子们草原自驾游。

　　复谷是个很考验毅力的过程，第一天开车 6 小时到北京，长城脚下的羊肉串特别的香，我喝了一碗小米粥，看着朋友们吃着羊肉串喝啤酒，无比的惬意！第二天，八达岭长城，不上长城非好汉的决心，让我们一鼓作气冲上好汉坡。居庸关下，铁锅炖大鱼，闻着鲜美的鱼香我喝了一碗小米粥，看着大家美美地吃完最后一块鱼肉。复谷第三天，有点煎熬，驱车 7 个小时到达丰宁，住帐篷，骑马，打高尔夫，尽情地玩耍。然而，晚上的篝火晚会还有烤全羊对我的诱惑，让我有一点不淡定，掰着指头数来数去就是不能吃肉！哎，我忍了！我撤了！狂欢和羊肉属于红尘中人，我继续喝小米粥，练自发功！第四天，驱车赶往锡林浩特，大家一块骑马、玩沙地赛车，然后，他们吃羊肉，我喝小米粥，练自发功。第五天，据说这一天我们会吃到全国最好吃的羊肉火锅，去吃火锅的路上我不断地告诉自己，只要意志坚定，小米粥一定能吃出火锅味。但是，坐到火锅前，羊肉的鲜味在四周弥漫的时候，我敢断定，这一定是全国最好吃的羊肉。这个时候我努力地想着邱少云、黄继光老一辈的革命家，我要向他们学习。现在想来，坚强的意志力是多么重要的品质啊！第一次辟谷与复谷就这样神奇地坚持了下来。

游玩结束，收心投入工作。夏天是小儿腹泻常发的季节，第一天上班有三个孩子因为腹泻来推拿，我按照原来的治疗习惯收三次的治疗费，推完之后回家吃饭，中午睡觉的时候一位家长给我打电话：华老师，孩子刚才拉了一次，大便已经变稠了。刚睡下，又一个电话打来：华老师，真是太好了，孩子到现在都没有再拉。接完电话，睡意全无，想了一下我的治疗方法，好像跟之前没有很大变化。刚要躺一会，电话又响了，我先说：孩子是不是不拉了？电话那头哈哈哈笑了起来，说华老师你出去玩了一趟回来这么厉害啦，不光治病快了，还会读心术啦，都知道我要说什么了！脑子里瞬间炸了锅，我是谁？我在哪？发生了什么？我怎么了？难道睡觉的时候我偷练了九阴真经？？？不知道什么时候 get 到的新技能让我激动、兴奋还有小小的紧张！安静下来给李教授打电话，李教授听完哈哈笑，这种情况是必然的呀！接下来小儿化脓性扁桃体炎、小儿夜啼、小儿盗汗这几类疾病都取得了前所未有的临床疗效，几乎是一次治愈，惊讶之余，我更加勤奋的练习李教授的道家功法，今年 9 月 17 日，妈妈在劳作的时候用力太猛，导致第一腰椎压缩性骨折，两家三甲医院都建议手术治疗，但是妈妈十年的糖尿病史让我很担心手术后的恢复，徘徊之际，又麻烦恩师，李教授寥寥数语点醒慌乱的我，用道家功法每天给妈妈治疗，每次治疗过程中，妈妈骨折的局部总是感觉火热，随后热感传导至四肢，用老太太自己的描述是："手脚都在出火"，9 月 25 日骨折的部位已经感觉不到明显的疼痛了，轻轻翻身也感觉不到疼痛。9 月 28 日我出发去武汉，妈妈已经能够自己下床上厕所了，9 月 30 日晚上跟老妈视频，妈妈已经可以下床活动，10 月 7 日回家，看到餐桌前吃饭的老妈，心中无比的激动，老太太终于好了！这件事情，让我再次体会到中国传统医学是多么的博大精深，我何其有幸，在而立之年遇到李教授，可以进入传统道医这个高深的领域！

曾经年少，立志青云：悬壶济世医苍生，妙手回春解疾疼。医路崎岖，曾经多少迷茫，多少怀疑，多少放弃！在今天已经全都抛开，勤奋练功，追随李教授一路前行！

（华春雷　山东）

六、人生到最后，拼的是身体

2007 年，自从生了双胞胎女儿，生活中就再也没有了自我，因为身边没有老人的帮助，老公上班也很忙，照顾孩子成了我生活的全部，饮食不规律，饥一顿饱一顿，睡眠质量差，孩子翻个身都能把我惊醒，每天的神经都是紧绷的。

孩子小时候抵抗力差，两个人的感冒交叉感染非常严重，常规情况就是第一个宝宝感冒，第二个不会超过两天也会感冒，等两个孩子全部好了，第三个就轮到我了。我一般强撑着打上几天抗生素继续扛，困到支撑不下去的时候，灌上杯浓茶继续扛。

2011 年，孩子三岁后上幼儿园了，我也参加了工作，紧张的工作状态和低质量的睡眠，让我身体也跟着日况俱下、偏头疼、健忘、脱发、皮肤长斑，经常性胃疼，平常全身上下都不舒服，但具体到哪个部位，又说不上来，周末有空就想躺着，偶尔来小住的爸爸对我说，就你这种状态，怎么能过好日子，一点精气神都没有。孩子一天天长大了，已经不需要我天天如此劳心伤神地去照顾，工作也越来越顺手，已经没有了当时的紧迫感。但多年紧绷的神经却让我的身体亮起了红灯，经常性头疼、全身乏力、消瘦，血压偏低，头晕眼黑。2018 年，我去医院查了查，医生反问我，平时没什么感觉吗？你这情况一看就好几年了，我都想知道你是怎么坚持下来的。原来我的贫血程度已到了重度，血红蛋白只有 51（标准范围最低线是 115）。当时是吃完二十六副中药和近二十盒复方硫酸亚铁叶酸片后，才恢复到正常值，伴随而来的是体重的突飞猛进，体重从 98 斤飙到了 110 斤，对于净身高只有 158cm 的我来说，简直是当头一棒。2019 年 9 月底，我又参加了一次体检，结果，刚恢复不到一年的贫血再次降到了中度，随之而来的还有乳腺结节和幽门螺旋杆菌抗体检测呈阳性，这也预示着我的肠胃和身体各部位都在给我报警。

2019 年 10 月，持着半信半疑的态度参加了公司带给员工的福利—辟谷，正式辟谷开始前，我对道家辟谷的说法是一点不信的，我认为辟谷就是绝食，本来身体素质就差，再七天不吃饭，还只能喝天然水，行脚每天要到两万步，这都是多么不可思议的事情。试试就试试吧，坚持不了吃饭就是了，也没什么损失，这是我一开始的想法。

辟谷第一天，中医专家李保有教授先给大家介绍了一下道家辟谷的理念，李教授说道家讲究一切随缘，道家第一原则就是"道法自然"。顺应自然，不要过于刻意，以自然的态度对待自然，对待他人，对待自我。听得我云山雾罩，但是听明白了也记住了一句话："一切顺其自然就好"，然后，李教授带领大家练了自发动功和静功。早、中、晚各练一次，早上和中午我是没什么感觉的，整个人的状态也还好，没有饥饿感，就是看别人吃东西，有点馋，下午因为体能消耗得差不多了，开始了头疼，这个症状通常会在我过累的情况下才会出现。

晚上练功前我给李教授说了一下这个情况，并把我贫血的事一并也说了，李教授笑着告诉我："坚持练，你会有意想不到的收获"，并让助理帮我按了按脑后的穴位，头当时就不疼了，在我们练功的同时，李教授也分别给大家发功调理。

当天晚上的睡眠质量非常好，前半夜腿脚冰凉的情况没有出现，早上起床，两颊热乎乎的，这可是多年没有出现过的状况了。我把这归于行脚，走累了所以睡得香，辟谷结束后，我才知道，不全是因为行脚，因为体内的气血通畅了，人才热乎了。

辟谷第二天，体力还好，能正常为家人准备早餐，没有饥饿感，全天头疼反复多次，在练自发动功的时候，我发现了一个问题，我后背很疼，左腿膝盖也疼，不练功没事，一练就疼，痛感非常明显。李教授说这是气冲病灶的现象，这是个好现象，在练功前的闲暇时间，助理 X 医生在我膝盖上发功调了一会儿，我能感觉到整个膝盖热乎乎的，李教授说，你这腿开始有关节炎前兆了，没事，还不严重。这应该和我们盘二郎腿有关，很神奇的是，从那天开始，我的膝盖再也没有疼过。

辟谷第三天，依然为家人早起做了早餐，只是今天的心率有点快，我自己测了测，每分钟到了 102 下，行脚 2 万和饮水 8 瓶以后依然坚持着，看别人吃饭眼馋的情况没有了，后背练功时依然疼，伴随着还有胃部出现疼痛，疼痛的点正是我日常痛的地方。

通过前两天的练习，对辟谷养生的功法我是相信了，练功期间我胃疼地皱眉时，就感觉到在离胃部十多厘米的位置，一缕一缕，如丝线般的热气一点点进入疼痛的位置，李教授在给我发功调理，几秒钟的功夫，胃一点不痛了，到这个点上，我是彻底相信了李教授、相信了道家辟谷养生。

辟谷第四天，心律还是很快，李教授说我心脏已经有出问题的前兆了，我想起来，以前查体的时候，医生也有说过我心律有点快，要注意一些。这一天是我整个辟谷期间最难受的一天，背疼、胃疼反复、心律快，练功后能舒服一会儿，但走路已经没有了太多的力气，尤其是走上坡路的时候，爬完坡就想趴地上休息会，我都想放弃了，但周围一同辟谷的同事们一个个依旧生龙活虎。他（她）们也一直在给我打气，再坚持坚持，多走走！谢谢亲爱的同事们，你们的小贴心让我觉得感动，我都找不到半路放弃的理由。

辟谷第五天，不良症状还是存在，但却在一点点地减轻，头不疼了，胸不闷了，背也好了，感觉气顺了好多，胃部的疼痛一直还在，从李教授处知道，我体内的自我修复机制已全部启动，我的整个状态正在一点点好转，到这会儿，我才明白，李教授说的"人体自有大药"，是多么的正确。

辟谷第六天，除了练自发动功时胃痛和心律快，其他症状已经全部没有了，力气恢复了几分，我也更加有信心坚持到最后。

辟谷第七天，状态恢复到生龙活虎了，虽然心律还是快，我觉得我的状态再辟上几天也还是没有问题的，体重从第一天的 55.05 公斤降到了 49 公斤，复谷期还会有些许变化，但不会太大了。

辟谷之路走过七天，圆满地结束了，这几天除了身体上一点点的变化之外，有变化的还有我的心态，每天练功前，李教授都会跟大家讲一讲道家的理念，调整下大家的心态。一直以来，我认为自己是个豁达的人，任何看不开都是几分钟的事，通过辟谷我知道，我的身体是诚实的，思想却在麻痹自己，不是自己不在意，只是把不开心的事埋在了心里，心理的压抑造成身体的负担，才会出现身体各种不适的情况。只有当你心态真正平和的时候，你才能放下，才能放开，才能顺其自然，这不也正是道家思想的原则么！

大家眼中最艰难的复谷期开始了，两天的小米油和5天的小米粥，无油无盐，先让肠胃重新启动。李教授说这几天的消化能力是最强的，为了大家的祛病效果和体重着想，一定要按他的要求来。我坚持了，只坚持了三天，就加了面条和青菜，对我诱惑最大的不是一直最爱的肉食，而是油盐酱醋的味道，还有和家人一同吃饭的温馨感觉。心律在复谷第二天就恢复到了 70 次 / 分，正常了，胃里不舒服的感觉也在一天天减轻，复谷期间每天也自己练练功，尽最大可能多走路，全身的经脉通了，没有了那种乏力的感觉，感觉自己都年轻了好几岁。周天我去做了个血常规检查，辟谷期间的血红蛋白居然是上升的。当我告诉医院的医生，我刚辟谷结束，七天未进食时，他们震惊的目光送出我好远。下面是辟谷前后我的体检报告血常规这一项的值，辟谷前 81，辟谷后升到了 91，气足血才不亏，这也是我辟谷最大的收获。传统的道家中医养生理念流传了几千年，它也是中华传统文化的集中体现。我想通过我们的尝试，从中医文化中最核心的天人相应思想和阴阳五行理论来诠释它的真实性，支持它、发扬它，让它为我们的子孙后辈们带来福泽。

（李慧　山东）

七、道医辟谷，降伏了我的高血压

道医讲求缘分，我参加辟谷，也许是冥冥之中的一种缘。

随着年龄越来越大，人到中年，上有老下有小，来自工作和家庭的双重压力，感觉自己负重前行，亚历山大，天天处于"战战兢兢、如履薄冰"的状态，生怕自己出现一点问题。

越担心什么越来什么。2018年9月，感觉头疼越来越严重，遂于10月10日去省立医院检查，结论竟然是因为血压太高导致头疼，换句话说就是我在37岁患上了本应是老年人的病——高血压，当时测量高压达到180，差点爆表。至此开始了漫漫吃药路，但心里总感觉自己还年轻，不甘心如此一直下去。听闻2018年12月李教授要在济南开班，为了我的高血压，抱着试试看的态度和同事一起参加了本次辟谷，参加辟谷的第三天血压就恢复到了124/76。当时天气已比较寒冷，天天喝冰凉的矿泉水、大量走路都是一种煎熬，为了不影响工作，我们都是只在晚上才跟着李教授练功，白天喝水量严重不足、行脚也严重不够，完全靠个人自控力、靠李教授的宣导在支撑我们。12月12日辟谷结束，血压一直保持正常数值。当时参加辟谷纯粹为了修身，认知还属于浅显的懵懂，不能完全领悟道家博大精深的文化。

复谷以后，由于个人的懒惰，没有坚持天天练功，主要还是自己性格的原因。我的性格属于"心直口快，争强好胜，爱打抱不平，容易心里不平衡。"综上原因影响，血压又稳步回升了。2019年9月份公司组织员工参加辟谷。太好了，对于吃药快一年的我来说（虽然很不情愿，我还是继续服用了降压药），天上掉馅饼的感觉。由于有上次辟谷的经验，对于第二次辟谷的我来说，信心十足。很多对辟谷心存疑虑的同事，我都成了答疑解惑的助理了。

本次辟谷七天在轻松加愉快中度过，每天三遍跟着李教授练习功法，每天至少喝8瓶矿泉水，行脚2万步以上。状态一直保持良好，辟谷期间排两次宿便。感觉身体非常轻松，血压更不用说了，自辟谷到现在一直处于停药阶段。为了不影响工作，这次辟谷班是利用早餐、中餐、晚餐的时间进行练功。一开始大家还担心是否会影响工作，七天下来证明担心是多余的，工作没受到影响，反而精力越来越充沛。有朋友可能会问：辟谷真的不饿吗？我可以负责任地告诉大家，真的不饿，辟谷不等于绝食，只要跟着李教授练习道家功法，保证不会有饥饿感，更多的是心理上的馋。朋友们其实想想，现在生活条件都好了，为了满足口腹之欲，想吃什么美食都可以买到、吃到，反而让大家管住嘴不吃很难做到。

其实我们的身体器官，也像机器一样，转了这么多年，也没有周末休息日，所以适当调节一下五脏六腑很有必要，自律也是一种能力。关键是通过李教授的讲解，认识到自己性格的问题，放平心态，放低姿态。人最难战胜的就是自己，以后戒骄戒躁，要顺其自然，把事情看淡。辟谷也是人性的一个修炼过程，辟谷会令你更加成熟、健康、快乐。

（韩凤桐　山东）

八、辟谷洗涤心灵

（一）同与不同

在我们第三期的辟谷班中，有来自公司各个岗位的同仁们：财务部、运营部、节目部、客服部……在服务于不同岗位的同时，我们也都在各自的家庭中肩负着不同的角色：孝顺父母的儿女、谦和有礼的慈父、刚柔并济的妈妈……不同的人群，汇聚在一起，心怀美好，都有着为事业发展而团结一心共创佳绩的决心。

参加辟谷的每个人抱着的具体目标是不同的，有来降压的、有来治疗鼻炎的、有来减肥的、也有像我一样来治疗骨病的。但是我们有一点又是非常统一的，就是无条件的信任，因为我们身边有太多的至亲、朋友、同事，通过前几期跟随李保有老师辟谷，都有非常好的治疗效果甚至痊愈的例子，因此我们对健康的渴望也是相同的，这，又是一个对相同与不同的解读；

李老师的声音很有穿透力，很有磁性，自发动功，优美的音乐中跟随着老师的导引，入静极快，同一片场地、同一首音乐、同一位良师，但每个人的感受又都是不同的。

"气冲病灶"这个词，是我们辟谷以来最先接触到的，因为在辟谷第二天第三天到来的时候，我们陆陆续续地会发现自己的既往病症会有比较突出、强烈的反应。

以往日常，在我们身体出现各种不适的时候，首先想到的就是打针吃药，用药物去镇压疾病痛苦的发生，但这恰恰剥夺了身体自身免疫系统去战斗的权利，久而久之，会使得我们对外来力量更加依赖，自身身体各项功能更加懒惰。

气冲病灶就是让病痛自然还原、显现、化解，而不是用外力将其压制、掩盖，给身体充分的时间去抗衡，得到锻炼的机会。

就这样，不同的一群人，奔着同一个目标，在相同与不同中，开始了我们的旅程，去寻找属于我们自己的"道"。

道可道，非常道。

何为道？

千人千相貌，万人万性格，不同的人对待同一件事物有不同的见解，昼夜更迭，斗转星移，各有各的"道"。

（二）欲与无欲

很多年轻人都有夜宵习惯，当你深夜酒肉入肚，你可曾想过，你满足了你的食欲、口欲，却让你的肠胃在不停地超负荷工作；当你工作至凌晨，为了能提神醒脑，吞云吐雾的时候，你可曾想过，你满足了使你短暂清醒的欲望，却使这充满了尼古丁的烟雾，进入了你的身体，从而导致的消化系统、呼吸系统、心血管系统等多种疾病。你自以为的潇洒身姿，都为你今后的疾病埋下了种子。

辟谷是为了给我们身体的各个脏器得到缓冲适当休息，当辟谷进入第三天第四天的时候，当我们克服了各种欲望的时候，辟谷的功效慢慢显现出来，前面提到的"气冲病灶"，虽没有完全消除，但大家都有所缓解，有的已经减了降压药，有的鼻腔内沉积的痰液咳出来部分到体外，有的这时已经减重了4公斤，看着自己和我们这一期的谷友们，有了这么多良性的变化，大家更受到了鼓舞，对接下来的几天，更加充满了信心。

关于欲，有众多的衍生词，但是首先跳入你的大脑的无外乎这些关于欲望的词语：食欲、私欲、贪欲、物欲……这时候不自觉地哼唱起了女儿经常唱的一首儿歌：如果欲望能够少一点，快乐就会多一些。在众多的欲望中，食欲首当其冲，李老师经常说：要爱自己，不要虐待自己的内脏。那何为虐待内脏呢？

前段时间，很流行的黄教主的一句话：我不要你觉得我要我觉得，换一个角度去思考，诚然，世界上确实没有真正的感同身受，只有你自己切身的体会，才是击倒一切纸老虎的根源，给自己一个空间，听从自己内心的声音吧。

常无欲，以观其妙。

何为无欲？

让我们的大脑暂时放空，给身心提供一个休息的机会，即为"无欲"，摒弃我们那些多年来引以为傲的经验主义，杜绝那些墨守成规的教条主义，听从自己内心的声音。

（三）为与无为

随着辟谷的深入，我们的状态一天比一天更好，大家互相鼓励，互相督促。为期7天的辟谷慢慢接近了尾声，最可喜可贺的是，在原有病症都减轻治愈的基础上，大家还发现了身体上其他隐藏的小问题，比如：关节疼痛、肝脏淤堵、颈椎不适。

我们常说：发现问题比解决问题更重要。有幸在这7天，既满足了我们发现的身体小毛病，也找到了解决问题的方式方法，同时，也为我们今后的生活习惯提个醒，关节疼痛的要注意不运动过量，要用正确的方法运动；肝脏淤堵的要注意早睡早起，戒烟戒酒，戒骄戒躁，保持身心愉悦；颈椎不适的要注意站立行走的姿势，适时的让自己的关节动起来。

辟谷讲究的是：调身、调息、调心，在我们得益于辟谷给我们带来的身与息方面的变化后，处于每天紧张工作和生活状态下的我们，对于调心更加的迫切。

　　李保有老师不仅是一名道医大师，更是一名心理学家。李老师说：物无对错，过则成灾；当你心中装满了欲望，你就变成了欲望的奴隶，不要做心灵的囚徒；实时提醒自己，给心灵放个假……每一句话都是对心灵深处的开导，在这场身心的洗礼中，才能深刻的理解那句：心若向阳花自开，人若向暖清风徐来……

　　辟谷期间，我们放下了自己身处的所有角色，彻底让自己放松下来，这，是无为，我们收获了强健的体魄、健康乐观的心态，以更饱满的精神状态去努力创造价值，做更好的自己，这，是有为。为无为，则无不治。何为无为？

　　无为是教导我们做事有规划有目的，凡事都有它的自然规律，就像养花，喜阴喜干，各不相同；遇事不激进、不蛮干，不无的放矢，放下心中的执念，换个角度去思考，就能对事件有新的认知，问题就不难解决了。

　　与其说这是一篇分享，不如说这是一封信。

（四）写给李保有教授

　　初次见面，是在我辟谷开始的前一周。因为工作原因，为了节省时间，从早到晚，屁股离开座位不超过三次，喝水、午饭也被我取消了，从而也没有了上厕所的欲望，这一项也可以忽略不计了。

　　就这样连续了一周的时间，到了周五下午，终于，肩膀上的这颗脑袋沉到站起来就想摔倒，脖子也异常酸胀，扭头需要放慢动作，放慢放慢再放慢……但即便这样，还是会有那种小时候骑自行车，车链子急需上油，跟齿轮产生生硬摩擦的咔咔声。

那时候脑子里一直在想那个歪理段子：从楼上跳下来的时候，为什么都是头先着地？完美地诠释了我当时的状态，因为头沉！头沉！头沉！身体不适，心情紧跟着非常差、烦躁、易怒、想东想西，整个人状态都不好了，利用中午午休时间，急急地赶到教室去找李老师。

一直想说，非常喜欢李老师的笑容，是那种让你看到就烦恼尽消的笑，李老师为我按揉了穴位，进行了拉筋、发功，瞬间感觉颈椎及周边温度上升，跟平时冰凉的反差太大了，头也能左右的自由活动了。

当时李老师对我整个肩颈的评价是：坚硬得像是一块钢板。经过了七天辟谷的我，整个后背像是换了一遍所有的零部件，不晕不胀不酸，活动自如。

（五）写给自己

随着女儿的长大，教育成了我生活中紧急而重要之事，我越来越多地感到知识的匮乏，感到家庭教育的严峻，甚至想到将来女儿即将面临的各种状态而忧心忡忡，愿她"天黑有灯、下雨有伞"这种美好祝愿一直在引导和左右着我，事无巨细的想做好万全的准备。

我非常喜欢并推崇的央视持续拍摄十年的纪录片《零零后》，镜头跟踪记录了十多位00后的孩子，从幼儿园到小学再到中学，记录着这十年间孩子们的成长与变化。我曾推荐给过身边很多的父母，也曾和他们激烈地讨论着家庭教育的重要性，认为严格自律的教育方式是针对当下应试教育大环境下的孩子们，最适合恰当的方式。

最近，我又再次重温了这部作品，却有了新的见解。作为妈妈，应学会适时地出现，恰当地放手，放手让他们去尝试。成长中，没有什么事情是你能够代替她去完成的，试问：你是想做教练，还是想做保姆？我想，结果不言而喻。

不指手画脚、不大包大揽，却能收获一个勤劳、独立、勇敢的孩子，这就是生活中"无为成就有为"的例子了。我们要做的，只是在她回过头来，需要你的时候，给她一个大大的拥抱，一个暖心的微笑，仅此。

（六）写给陌生的你

我们的一生，大都在经历着相同类似的经历，学生时期同窗们的学习成绩是那么不可逾越，青年时期同龄人的亲密爱情是多么难能可贵，中年时期朋友们的事业有成是那样遥不可及。

不知不觉中，我们满眼满心里装着的都是对他人生活的羡慕渴望，欲望占领了你生活的全部，你自怨自艾，怨自己没有出生在一个富庶之家，怨你的伴侣没有闭月羞花的容貌，怨孩子们没能达到你成龙成凤的标准……

李老师说过：放下，是为了更好的拿起，所以放下心中杂念，享受当下拥有，这时的你，或许会发现，你也一样活成了别人想要的模样，有一份前程似锦自己喜欢的工作，有一个对你关怀备至温柔贤惠的爱人，有一双灵动可爱天使般的儿女。

闲暇时光，你们手牵手漫步在微风徐徐的湖边，听着他／她讲这一天发生的琐事，看着孩子们被风吹动的头发，在你们面前奔跑嬉戏，此生，何求？！

嗨，朋友，再忙也要记得，忙里偷闲的，为自己的身心放个假！

（蔡雪峥　山东）

九、百日苦练，脱胎换骨

人到中年，四十不惑，不由感叹，人活一世不容易，为了家庭这艘小船，为了小康生活，风风雨雨，日夜操劳落下了一身疾病：血压 100 到 150、胃炎、胃疝、反流性食管炎、肩周炎、颈椎病、眼睛发干发涩、腰椎间盘突出。

最痛苦的是左腿骨关节炎，走路都成铁拐李了。由于吃饭时间不固定，胃炎严重到不敢碰辣，不敢喝酒，不敢吃饱。各种胃药、止痛药、拔罐器、足浴盆、电烤仪、电疗仪等治疗器械，家里应有尽有。整天腰酸背痛，浑身不舒服，晚上睡觉前，肩周炎和颈椎病导致手臂麻痛，夜不能寐，难受极了。

就这个左腿骨关节炎，三甲医院都看遍了，北京协和医院的医生看了都下了定论：老年病不好治，只能维持，只能吃迪巧钙片和硫酸氨基葡萄糖胶囊。服用时间长了，效果也不好了。

我望天长叹，人生就到这儿了，老年的感觉我也有了。看到一些大爷大妈的罗圈腿，我大概用不了几年，也和他们一样了。

感叹，现代医术束手无策；

感叹，良医太少难以寻访；

感叹，医院费用越来越高；

想当年，自己身体素质特好，有一些武术基础，体能也超于普通人，但还是逃脱不了老年病的困扰。

就在我对生活失去信心时，听别人谈起辟谷这个古老的道家医术，马上去百度搜索辟谷治什么病，效果如何，评论咋样，一看还不错。

2018 年冬天，开始关注丹麦著名中医专家李保有老师，2019 年 7 月 13 日有幸参加了李老师的辟谷培训班。去之前心里还持怀疑态度，但是别无他法，是福是祸，闯一下再说吧。

之前约好的一起去辟谷的朋友，可能不太相信，临阵逃脱。但是巧了，另一朋友也和我一样傻乎乎地去参加辟谷（大凡世上，傻人才能干大事业）

7 月 14 日第一天正式辟谷，我行禅时走了 3000 步就感觉走不动了，腿疼得厉害。李老师在课上讲道家学说和老子的道德经，我才明白，每个人身上都有大药，人自身就是一个小医院，用辟谷技术打开这个医院，修复自身疾病。从中了解到我们的老祖宗多么伟大，有幸成为一个中国人！

第二天感觉还可以，每天练六遍道家功法，行禅 2 万步。第三天、第四天，开始感觉难受，每天认真练习功法，在李老师的调理下，很快就缓解了。感觉辟谷就是不开刀的大手术，通过练功彻底修复身体，每天练功就是每天服药，服复元固本之药。

第五天感觉打了鸡血一样，中午不睡觉也不觉得困，到晚上十一点半睡觉，早上三点半就醒来，精神满满！换作是普通人，早就受不了吧？

感觉身体在逐步好转，体重持续下降，血压一直正常。家里人一天一个电话，挂念还活在这个世界上吗？辟谷期间出来行禅，看见别人吃饭，心里始终保持着无欲无念。经过了 7 天的辟谷，7 月 20 日下午精神抖擞地离开了泰安，心里还憋着一股劲儿，一定要把病彻底治好。

回家开车时感觉眼睛亮得不得了，千米之外的景物看得特清楚。复谷 7 天严格按照李老师的要求进行，1 周后恢复正常饮食，一月后开始吃荤腥。截至 2019 年 10 月 27 日，每天都在练功，每天都有新的感受，身体越来越好。

9 月 20 日不小心从高处仰天摔到水泥地面上，心想不死也是半残。奇怪的是起来后一会儿就好了，只是疼的感觉和以前不练功时不一样，打个比喻，练功前摔下来就像石头从高处摔到地面，练功后就像皮球砸到地面上。

练功 90 多天，突然有一天发现，以前松弛的大腿比以前粗了一圈，肌肉结实有力，成了大象腿。原来有用热水泡脚的习惯，不泡脚睡不着觉，现在练一会儿功，浑身气血沸腾，脚底热乎乎的。

经过百日练功，胃口好了，病痛全消，精神十足，身体恢复到了年轻时的状态。大约有五六年不出汗了，现在练功后微微出汗，一天的疲劳酸痛一扫而光。

再次感谢李保有教授的中医辟谷技术，希望李教授的辟谷技术能发扬光大，传遍四方。

（张永军　山东）

十、初试辟谷，轻装生活

知道辟谷，是很久以前的事了，虽然不甚了解，却非常笃信。并非是我盲从，而是祖国的传统文化太博大精深，想做到全部知晓是不可能的，这其中自然包括传统中医以及道家文化等。人类对宇宙的认知还不及 5%，辟谷养生能流传至今，必定有其存在的道理。

2018 年夏天，得知张总、贺总要在济南邀请李保有老师举办辟谷养生班，我就鼓动先生去参加。临行前他还是有点忐忑不安、将信将疑，担心七天不进食，会不会饿晕了？我给他打气说，不会的，老师一定有一套方法，保证你不会饿晕的。七天的辟谷过程中，我每天都会询问先生的情况，得到的回复都是挺好的，体力好，精神状态也很好，虽然偶尔有点饿的感觉，但很快就过去了，每天喝水、练功、行脚。先生到第七天的中午开始复谷，喝了一碗小米汤，下午一个人开三个多小时的车从雪野湖回到青岛。回家后，感觉像换了个人，明显瘦了一圈，体重减了七、八斤，啤酒肚基本没了，精神饱满，他自己说鼻炎也好了很多，睡眠也有所改善。更可乐的是，辟谷前买的件衣服瘦了，当时穿着紧绷，我说回来再穿吧，结果一试，果真的是宽松了许多。看到先生辟谷的成果，我心里痒痒的，也想试试。我说我在家辟谷吧，他不同意，说必须要在老师的指导下进行。机会终于来了，今年九月份，我如愿的参加了在济南举办的辟谷养生班。

2019 年 9 月 16 号，第一天，乘高铁赶赴济南，未进早餐，进入辟谷状态，终于见到了仰慕已久的李老师！李老师给我的感觉和想象中的不一样，想象中的中医大师应该是仙风道骨、沉默寡言、高深莫测的样子，而眼前的李老师却是高大威武、温文儒雅、平易随和的山东汉子！随即，跟随老师开始中午、下午、晚上，三次练功，一天喝了 3 瓶水，行脚 1.4 万多步。精神状态很好，没有饥饿感。9 月 17 号，第二天。早起有稍许饥饿感，中午饥饿感很强，身体发虚、乏力，出虚汗，感觉比较难受，中午午睡一小时左右。下午练功课后，没有行脚。全天累计 6 瓶水左右，累计行脚 9 千多步。9 月 18 号，第三天。早起饥饿感基本消失，精神不错，在房间里练了两套太极拳。一天依旧三次练功。中午继续午睡。下午开始感觉双腿沉重、胀、酸、痛，练自发功时感觉快站不住了。全天累计7.5瓶水，行脚1.5万步左右。这是6天中喝水最多的一天。9月19号，第四天。早起继续练太极拳。饥饿感不强，精神挺好，双腿轻松了许多，但还是觉得身体乏力。继续全天三次练功，胃部感觉不舒服，老师说，是胃部有旧疾，气冲病灶。晚上俞老师帮助调理后，有所减轻。因胃部不适，饮水量明显减少，全天不到5瓶，行脚1.4万步左右。9月20号，第五天。早起继续练太极拳。没有饥饿感，但还是觉得身体乏力。胃部不适减轻，但仍然有。颈椎不适，午休时小魏老师给按推了颈部，明显舒服很多。小魏老师实施的双人背调理腰椎，感觉也很好。晚上练自发动功时，出现打哈欠，流眼泪、流鼻涕的现象（直到现在练自发功时仍然有这种现象）。老师说是在调理肝、脾。全天饮水量依然不够，不到5瓶，行脚约1.2万多步。9月21号，第六天。早起练了太极拳。胃部不适依然有，乏力感也有，没有饥饿感。练自发功时，打哈欠、流眼泪、流鼻涕。午休时，请李老师给按推了背部，轻松了很多。全天饮水4瓶左右，没有行脚。下午课结束后，返回青岛，结束人生中的第一次辟谷。胃部依然不舒服，在高铁站，接了杯热水，温敷胃部，乘车中感觉双肋及后背部有岔气的感觉，一直用热水杯温敷。晚上回家后，喝了一碗小米汤。9月22号，复谷第一天，三餐喝小米汤。身体感觉还是有点乏力，站久了会有心慌的感觉。这次辟谷，没有我想象的那么轻松，甚至过程有点煎熬。但是效果还是很明显的。

　　首先是体重减轻了 5 公斤（复谷之后反弹了 2.5 公斤左右，应该属正常）；左腿膝关节疼痛明显减轻；辟谷前左眼总感觉有一团絮状物影响视力，现在絮状物基本消失，双眼的飞蚊症明显减轻；睡眠质量有所改善，精神状态比以前好很多。最重要的是，通过这次辟谷，不仅仅是身体状况得到了改善，还聆听了李老师传授的许多道家文化、国学知识、中医理论、人生的哲理，对心灵也是一次洗涤，重新调整了心态，原先总有些想不通、放不下的思想包袱，现在基本放下了，换种思维方式，轻装生活。虽然辟谷只有 7 天时间（我实际是 6 天），但效果和收益是持续的，尤其是坚持不懈的每天练功，成效仍在不断的放大。就像李老师说的：凡事想成功，坚持最重要！医不叩门，道不轻传！正确的辟谷，收益自知！不信之人不必勉强！

（孙东伟　山东）

十一、改变我人生认知的道家辟谷

2018 年 4 月 9 日，一个非常特别的日子，毫不夸张地说，那一天改变了我的后半生的认知。我的职业是老师，参加工作 21 年了，一直以一种非常规律的思维方式和行为方式生活，但是最近几年发生了许多事，让我应接不暇，处理不了。这些事情导致我的身体发生了非常大的变化，感觉一直乏力，心脏不好，睡眠不好，脾气不好，身体的各种淤堵结节，1 米 52 的身高，140 多斤，纯粹一个小胖子，导致了我和爱人、女儿关系也非常不好，总之，感觉快要崩溃了，承受不了。

我以前是什么都不相信，对什么都怀疑的人，或者说我一直是用眼睛看世界，而不是用心看这个世界，导致自己压力很大，非常难受。但是，也许因为我一直是一个善良的人，老天就让我懵懵懂懂地走进了辟谷。经历了几次辟谷，现在我真的觉得自己是一个非常幸运、非常幸福的人。2018年的4月9日，我第一次参加了李教授的养生辟谷班，在班上我见到了许多我理解不了的现象，同时也见证了中医的神奇。有一个70多岁老大爷说自己是肾结石，辟谷之前还拍了片子，几天辟谷之后去检查，拍的片子，结石没有了。我很好奇就问他，真有那么神奇吗？您是不是托啊；还有一个50多岁的大姐，去的时候猫着腰撅着屁股，据说腰疼得直不起来，一天之后，不但直起来了，还说不疼了，等等等等，太多太多了。

但是由原来的怀疑到相信，还是因为我自己的变化，辟谷开始之后两三天，我由原来一夜醒10来次，到醒一次两次，甚至一觉睡到大天亮；爬五层楼，由原来上去歇三四次，还腿酸，气喘如牛半天，到轻松一鼓作气上去；由原来心力交瘁，无力感明显，到能够精力旺盛的去工作，至少心里不那么难过了；老公也说我变了，变得温柔了，真的，之后我就爱上了辟谷，爱上了中医。

后来又参加了两次辟谷，自己感觉发生了翻天覆地的变化，最突出的表现是：身体有力量了，人有精神了，体重也降下了十几斤，但是那些时候没有做更多的检查，只是做了一个肠道菌群检查，显示菌群发生了变化，还有辟谷前后 SCL-90 量表显示心理发生变化，虽然没有其他数据支撑，但是我整个人变了，所以我更相信中医辟谷的神奇。在今年的 3 月份我检查出，甲状腺结节、乳房结节、心脏二心瓣回流、肝脏脂肪、肾部也不好、腿肿……还有许多，我记不很清了。说实话，我是一个超级懒的人，几十米远的超市都想着开车去，我想我又该调理身体了，正好知道李教授在办辟谷班，我就报名参加了。

去的时候辟谷班已经是第 3 天了，去了之后先在医院做了许多的检查，包括体重的各种分析、血液的分析、尿液的分析、心理的分析、体质的分析等等。3 天过去后，我又做了检查，虽然这些检查我看不明白，但是能看明白的，已经让我吃惊的闭不上嘴巴了，体重由原来的 64.3kg 降到了 51.3kg，3 天，26 斤，我想就是再怎么饿也不会在 3 天降了 26 斤，我不相信，又让护士帮我测了一下，还是这样，里边肝脏脂肪也降了很多，还有其他很多数据；再有就是我的体质，由原来的血瘀质、气虚质和抑郁质，变成了只有气虚质，等等。回家复谷，其实一点也没有饥饿的感觉，复谷三四天以后，我明显的感觉我的牙齿由原来的牙齿间缝隙很大，跑风，到后来没有缝隙了，我想骨密度也会增加的。

其实对我来说最深刻的是，心理发生了巨大的变化，由于原生家庭的问题，自己有许多需要处理的事情，在自发功的时候，潜意识迸发，我对之前家里发生的事情，做了一个告别，自发功结束，整个背部轻松至极，我真的更加相信中医辟谷的神奇。在李教授每一次 15~20 分钟的语言授课中，我都能听到心里，甚至透入骨髓。李教授说过，好的医生都是国学真师，好的医生是医神，中间的医生是医身，因为接触心理学，他们也有许多相通的地方，所以我非常笃信老祖宗留下的这句话。

我相信，咱们中国 5000 年文明源远流长，许多现象不是用科学就能简单解释的，即便是西方的科学家，比如说牛顿他就说过"我最不喜欢，只是用眼睛看世界的人"，所以我觉得我们需要用心看这个世界，需要我们不断地去探索，从而打破固有的思维模式，发扬中华文明，发扬传统中医。

（王坛　河北）

十二、遇见明师　辟谷感知

终于复谷了。拉开药箱，禁不住拉开了我十几年求医问药的记忆闸门……

我是一名中医院校的毕业生，也是一名曾经的医务工作者，更是一名健康管理师，然而却奔奔波波在寻回健康的路上走了太久、太久。提起笔，都不愿回想那痛苦不堪的往事，细思极恐（头痛 20 年，左侧鼻窦炎术后 10 年，心肌炎 8 年，严重便秘 20 年，尾骶骨错位 15 年……）每天昏昏沉沉，头痛如裹，早上挣扎着从床上爬起来，攒足力气，拖着仿佛灌了铅般的双腿离开家。正值人生中美好年龄的我，在朋友的帮助下，开始了在北京遍访名医的历程。从首医系统医院到卫生部直属医院的专家，再到中科院所属医院的专家，拜访了个遍。最后却只有一个结论：注意休息和运动，亚健康状态。然而，随着年龄的增长，症状不但不见好转，反而越来越重；我是一个相信中医的人，战场从西医转到了中医，先从国内久负盛名的三甲医院开始。既有派别的传人，也有中医世家的后人，还有某些大医的关门弟子，直到擅长针灸与经方并用的国家队的御用专家……症状终于稳定住了。大多都是刚开始治疗的时候有一段时间的好转，到后来就再不见什么大的变化了。为了重获健康，我还通过了卫生部认可的健康管理师的资格认证；

　　然而，我的求医路渐渐变得茫然了……

　　天无绝人之路，机缘巧合，我正式开始了盲修瞎练的辟谷生涯！从售卖保健品的伪辟谷，到修心的半辟谷；从寺院到道场，所谓"道家正宗"的辟谷的繁复流程让我震惊；还有清水辟谷，在辟谷中受益，也在辟谷中受伤。路漫漫其修远兮，吾将上下而求索。直到在庞老师的引见下，遇到了有丰富辟谷教授经验的精诚大医李保有老师，我的人生才遇到了转机。初见李老师，他没有丝毫的架子，更多的是低调与平实。再见李老师，他没有像其他修行人那样讲述自己的辉煌阅历，而是直接讲述祖国的传统文化，传达道的真谛。让我的心中豁然开朗！ 21 天前，在李老师及其团队的指引下，终于开启了异于从前的辟谷旅程。不同于以往，从辟谷历史，到辟谷原理，从辟谷反应，到具体功法……李老师和郭老师都给予了简明清晰的讲述，并且有问必答，使我迅速脱离了盲修瞎练的状态。这次是完全的清水辟谷，每天要练三次功，喝 8 瓶水，还要行脚 2 万步。虽然早有心理准备，但开始几天并没有想象中的美好，除了偶有的饥饿感，简直受虐一般，只要一练自发功，就仿佛陷入了无底的冰窟之中，尤其是双手，仿佛处于冽冽寒风中要冻僵了一般（这是练功反应）。一边练功，一边根据体现的病症接受李老师及其团队的调理。第五天，神奇的事情发生了，双手开始变得温热了起来；20 年前做过手术的鼻窦里排出了一大团绿色的脓团结痂；十几年没做过梦的我，开始做梦了，之后的第二天，一夜好觉，好久没有睡的这么安稳了，历史悠久的偏头痛好了大半；双腿也变得轻松了好多，心中开始充满了欣喜！太神奇了！！！我找回了久违的快乐与轻松，感觉仿佛新生的婴儿一般！

短短的七天啊！我身上的多种顽疾都仿佛变魔术一般康复了大半！我被彻底的震惊了！很多固有的理念轰然倒塌……难道这就是"大道至简"？看似并不复杂的功法，简单实用却包含了深意，让我们每个人都拥有了找回自性的方法和可能？

难道这就是我们一生中要寻觅的明师？是李老师，帮我们拨去眼前的迷雾，带我们直达健康的彼岸！是他帮我们去伪存真，帮我们刷新人生的认知！遇见明师！是我们一生的幸运！

从此，我将告别药箱；从此，我找回了原来那个健康快乐的自己！从此，我将开始人生新的航程！我是一名李老师辟谷课程的受益者，也是李老师课程的实践者，更是李老师观念与课程的追随者。这些都是我的切身感受！有孚颙若，深深感谢李老师！！！

（李文　北京）

十三、辟谷者感受摘选

本部分内容主要为参加辟谷课题培训班学员在辟谷过程中及辟谷后的感受，这里我们以微信截图的形式呈现给大家。学员的感受还有很多，这里就不一一列举，希望大家亲身体会感受。

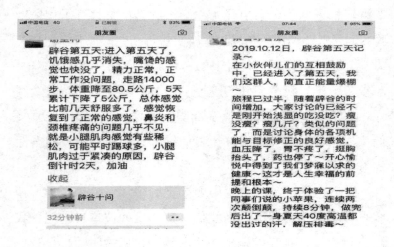

没出过门的，胖压排毒～
听李老师讲课太享受了，豁
达的心性让人心生敬佩，今
日课程感悟：辟谷打开的不
仅是你的人，更是你的心。
我们努力的做一名贤惠的妻
子，勤奋的员工，坚强的父
亲，可以不顾身体状态频繁
深夜加班，可以把所有精力
放在望子成龙望女成凤上，
却很少倾听内在的声音，忽
略了这个最真实的生命呼
唤。多些纵向比，少些横向
比，才能使你更加进步，使
你优秀～
放下才是智者所选，给自己
和家人一个机会，慢下来，
让你的心灵和内脏得到舒
缓，以无为成就有为！

收起

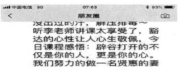

绝食和辟谷

辟谷第五天，状态比昨天还
好😊行脚12000+喝水七瓶，
明天第六天了，感觉越来越
好，这次辟谷轻松➕愉快到
了第五天，达到这样的境界
跟李老师教我们的功法是分
不开的，这就是道家辟谷与
绝食的根本区别。大道至
简，辟谷的原理很简单，方
法也很简单，但是效果却不
简单。初练辟谷功法的学
员，经常心存疑问："这么简
单的功，能管用吗？"李老师
本可假传万卷书，但他宁愿
真传一句话。辟谷对肠胃系
统的疾病、胆结石、肾结
石、鼻炎、失眠、囊肿、肌
瘤、便秘、高血压、高血
脂、糖尿病、过敏、不孕不
育等等，都能达到很好的效
果。感兴趣的朋友欢迎私
信。为了健康我们是认真

2019.10.13辟谷第六天 喝水3
瓶+😊 行脚15000+，体重-
0.45kg。
今天全天感觉都不错，同期
的学员们状态也都非常好，
互相拍打的时候大家都开玩
笑说这哪像六天没吃饭的😊
唯一的问题就是更加的不
想喝水，估计这也和体重下
降的慢有关系。
因为今天是休息日，晚上的
练功人比较少，我们特别享
受到了vip待遇（哇咔咔）
老师亲自给每个人发功疏通
经络，之后的感觉真的是大
脑十分清醒全身轻松有力。
😊
通过今天老师的分享，情绪
是健康的第一要素，任何事
要张弛有度，物极必反，包
括爱，不能过度，过度就容
易爱死了。

辟谷第六天，2019.10.13
饮水5瓶，行脚8600+，无进
食，有咨询过老师可以喝点
小米油；因晚上有事，没有
参加练功；上午状态一直很
好，到了晚上肚子里还是有
股气不舒服，可能是缺席一
节课的原因；自己尝试着练
功调节，调整坐姿；
辟谷会让皮肤变得更好，尤
其是女性；而且酒量也会增
加许多；老师讲的更多的是
复谷需要注意的事项；
明天第七天，闭关最后一
天，加油💪
收起

复谷不当，前功尽弃！

1小时前

辟谷第五天，
喝水5瓶，依然不达标，行脚
13000+。
辟谷的日子过得好快，还有2
天结束😊
今天胃部稍有不舒服，偶尔
干呕，晚上练功后，元气满
满😊
体重降了7斤呦。
辟谷不仅是对身体的养生，
主要是可以静心，在这喧杂
纷争的社会，我们要的很
多，想得到的也很多，攀比
心等，人生要有舍有得，有
舍必有得，有得必有失，过
简单的生活，把生活过简
单，我们才会快乐，开释，
幸福。学会忙里偷闲，修身
养性，可以更好的提高工作
效率，保持心情愉快！把心
放宽，放大，包容一切，存
在的就是合理的！

2019.10.12，辟谷第5天，行
脚12000+。喝水12瓶。从最
开始的疑虑，到现在稍微有
点期待每天的练功，练功
后，感觉精神头十足，不论
做什么，效率也能够提高。
今日李老师又做了精彩分
享，道家思想可以渗透到工
作生活的方方面面，各种道
理追求制衡之道，为无而有
为，事无对错，过则成灾，
都在阐述对度的把控与掌
握，也是对人心的透视，或
许这也是中庸之道。明日第6
天，继续。
收起

复谷不当，前功尽弃！

1小时前

2019.10.14辟谷第七天，最后一天，圆满结束。辟谷期间全程无不良反应，也发现了许多之前并不留意的关节病灶，今后稍加注意，减重12斤，赘肉少了很多。7天的辟谷，聆听李老师关于对道的讲解，对我个人帮助很大，今后切记调节心态，保持情绪稳定，平常心去面对。最后感谢李老师的指导，感谢公司领导安排的福利！

收起

辟谷状态的几种分类

5分钟前

中国电信 13:11
< 朋友圈

辟谷第七天：今天是辟谷最后一天了，我的状态也还不错，行脚用喝水都不太够但是心态已经很好了，这次辟谷的主要收获有两点：一种是身体方面，一种是心态方面。身体方面明显的和隐形的疾病都得到了很大缓解，脊椎歪的地方都在慢慢恢复……长期的发泡或的病疼症状已全部消失；长期的发泡或的病疼也在康复过程中。后背痛和气冲也在一点点减轻，通过下垂因为次分气血造成的痰瘀，在缓上练习外功后，恢复正常。心态方面最明显的是心态平和了，因为通过李老师的心灵引导已知道情绪会影响身体，影响生活幸福感。

感谢李老师带给我们的道家养生功法，也感谢公司领导给我们这么大的福利，还要感谢一同辟谷的同伴们，大家互相传递的正能量给了我们辟谷有力的支持，第二期重聚会了，希望每个辟谷的同伴，都能恢复到心目中最完美的状态！

收起

辟谷十问

中国电信 08:21 84%
< 朋友圈

辟谷第六天，基本进入屠期阶段，所有的不适感基本消失，精力恢复到6天前的感觉，脸色比之前也好了，李老师说这个时候的肠胃基本处于休闲状态了，下午给讲了复谷的注意事项，感觉复谷可能比辟谷还要更难，需要连吃5到6天的小米稀饭和烂面条，让肠胃慢慢恢复到工作状态中，然后才能吃一些青菜，一周之后方可增加肉食，这个过程肠胃已经开始分泌消化液，但又不能过度饮食，才是最考验人意志的，加油吧，还有最后一天

收起

谈谈怎么样快速入静

37分钟前

中国电信 3G 08:24 90%
< 朋友圈

辟谷第五天，今天突然感觉到自己这几天的心态平和了很多，闭上眼静静感受，心间一片祥和，身体除稍感乏力外(行脚不够导致)，已无其它不适，午突发胃疼，想着也不是太疼，坚持练功吧！但是，练功中的静谧反而让疼痛更加明显，我忍不住轻轻皱眉，手捂着胃，李老师来到我眼前，示意我把手拿开，他的手停在离我胃约十厘米的位置，即会我能感觉到热气如缕缕丝线进入我的胃部，疼痛感立马没了，好半天我都没反应过来，我这是好了？对气功半信半疑的我是彻底服了！今天行脚13000+，只喝了4瓶水，今天还和同事们调侃，等到我们复谷结束，二十天内绝对不会喝清水了，为第六天

国庆辟谷7天，今天出关。早上每人一碗白粥，从未发现白粥也能这么香。

总结一下本次辟谷经历：

第一，成功减肥。今早称重，和辟谷前比较，成功瘦身14斤。"将军肚"没有了，回到家，老妈说脸变小了，感觉人都长"高"了。

第二，人更精神了。以前饭后，比较容易疲乏，通过辟谷，每一天都神采奕奕，从未感觉疲乏。

第三，身体调养更好。辟谷前刚好感冒，想到马上辟谷，没有吃药。以前感冒最少要吃3-5天药，辟谷后两天，感冒完全好了。另外，此次辟谷，发现自己皮肤比之前更紧致，光滑。是不是很神奇

第四，考验了个人毅力。辟谷前怀疑自己能否坚持下来，毕竟7天不进食，还是很考验人的。但最终坚持下来了，成绩还不错，还是有点佩服自己。有了此次经历，感觉今后面对任何困难，完全有信心战胜。

10:04

< 发现　　　**朋友圈**

十一辟谷小记

第三天

每天重复练功9次，行脚4次。行脚步数在2万步以上，今天感觉左腿酸胀，应该是我的病灶出现了。左腿静脉曲张多年，随着体重增加，越发严重，去年协和专家建议手术，后因床位问题，手术被搁置，一直到现在。对于静脉曲张，很多患者都出现术后复发的情况，这也是我迟迟来手术的原因。应该体重降下去后会有好转。

一天状态都非常不错，没有强烈饥饿感，比前两天感觉减轻。练功状态更佳，进入状态更快，有明显的气场。李老师上课讲了很多经典的案例，非常具有代表性。中医上下5000年，确实博大精深。老师将气功与中医、现代医学三项相结合，研究出了自己的一套行医术，确实厉害，一定得传播给更需要的人。

三天下来，皮肤越发光滑，体重减少8斤，可喜可贺😊
辟谷不但可以减肥，更重要的是调整体质，排出毒素，调节肠道菌群，达到治疗疾病的目的。

收起

辟谷第三天
再行脚，再练功
状态渐入佳境
行脚步数超过2万步
饮水6瓶

练功更深入
越来越发现道医得神奇
一个很明显的变化
我本人无论春夏秋冬，小腹一直摸起来事
冰凉得
辟谷练功三天
小腹不在冰冷，摸起来一直是温热的
这是非常不可思议的事
起初过来抱着半信半疑得态度
现在深刻认识到道医的强大
接下来会再接再厉，认真运动，认真练功
虽然还是感觉到饿，很想吃，但是能坚持
就像老师说的，人的潜力都是无限的
加油吧👐👐
……

主要参考文献

[1] 黄鸿春. 先秦文献中的"氣"字考 [J]. 史学史研究，2011（4）：95–98.

[2] 耿纪朋，郑小红. "炁"字考略 [J]. 鄂州大学学报，2015，22（6）：53–54.

[3] 熊智. 我国慢性病防治面临的挑战与对策 [J]. 中国慢性病预防与控制，2019（9）：1–2.

[4] 郭建红. 辟谷养生术与其他限食疗法比较探讨 [J]. 中国民间疗法，2011，24（1）：33–35.

[5] 黄永锋. 关于道教辟谷养生术的综合考察 [J]. 世界宗教研究，2010，（3）：106–114.

[6] 赵彬. 三国时期辟谷者郤俭考析 [J]. 成都大学学报，2010，（6）：98–100.

[7] 胡孚琛. 丹道辟谷与胎息功漫谈 [J]. 宗教学研究，2010 增刊：102–106.

[8] 旷秋和. 辟谷疗法治疗慢性胃炎 28 例 [J]. 中国民间疗法，2007，15（6）：16–17.

[9] 孙文，桑小普，宿滨，等. 辟谷的概念与内涵解析 [J]. 中医杂志，2017，58（21）：1811–1814.

[10] 刘峰，赵勇，李巧林，等. 辟谷本义 [J]. 中华中医

药杂志，2018，33（2）：641-644.

[11] 王小青. 浅议传统辟谷养生术与热量限制 [J]. 中医临床研究，2017，9（34）：45-47.

[12] 李德杏. 道教医学辟谷养生术浅析 [J]. 中华中医药杂志，2012，27（5）：1230-1232.

[13] 燕晓雯，郭建红，殷振海. 中医传统辟谷养生技术对血脂影响初步观察 [J]. 中医临床研究，2017，9（26）：79-81.

[14] 燕晓雯，郭建红，俞海虹，等. 6 名辟谷受试者体质量、血压、血糖观察及辟谷养生技术分析 [J]. 中华中医药杂志，2016，31（2）：627-629.

[15] 赵彬. 三国时期辟谷者郤俭考析 [J]. 成都大学学报（社会科学版），2010（6）：98-101.

[16] 王芬，何华亮，孙文，等. 从中医"气"的角度谈辟谷与胰岛素抵抗的关系 [J]. 江苏中医药，2018，50（6）：72-74.

[17] 黄彬洋，刘晓瑞，王文春，等."辟谷-服气-服药"三联法治疗脊髓损伤及并发症的理论初探 [J]. 时珍国医国药，2018，29（4）：936-939.

[18] 刘晓可，刘晓瑞，黄彬洋，等. 服气辟谷术防治消渴病上消之管见 [J]. 河南中医，2017，37（11）：1887-1889.

[19] 刘晓瑞，黄彬洋，李凯，等. 服饵辟谷养生术防治2 型糖尿病的理论初探 [J]. 时珍国医国药，2016，27（4）：

907–908.

[20] 王岗，董调红，刘晓瑞，等．从道教辟谷术论治糖尿病及其并发症 [J]．湖南中医药大学学报，2015，35（12）：43–45.

[21] 胡孚琛．辟谷是对身体的净化 [J]．中医健康养生，2015（4）：12–14.

[22] 黄永锋．道教服食术演进的认识论研究 [J]．中国哲学史，2011（1）：121–127.

[23] 郭建红．辟谷现象及其理论探讨 [A]．中国医学气功学会 2014 年学术年会论文集 [C]．2014，5：86–90.

[24] 燕晓雯，俞海虹，殷振海，等．辟谷对 8 例血压正常高值受试者干预效果观察 [J]．中国民间疗法，2016，24（10）：27–28.

[25] 洪斌，廖建湘，郭建红．中医传统气功辟谷技术对人体血压的干预研究 [J]．中国民间疗法，2018，26（7）：116–117.

[26] 柴玉．弘一法师二十一天辟谷日记 [J]．中医健康养生，2015（4）：20–21.

[27] 柯斌，吴正治，秦鉴．禁食疗法初步应用的不良反应分析 [J]．中国民间疗法．2009，17（3）：46–47.

[28] 柯斌，秦鉴，孟君，等．禁食疗法的安全性初步分析 [J]．深圳中西医结合杂志．2009，19（1）：41–42.

[29] 秦鉴，柯斌，孟君，等．禁食疗法治疗顽固性腹股沟多汗症 1 例 [J]．深圳中西医结合杂志．2009，19（1）：

63-64.

[30] 秦鉴，柯斌，孟君，等．禁食疗法远期升高高密度脂蛋白胆固醇1例 [J]. 深圳中西医结合杂志. 2009，19（1）：62-63.

[31] 王新荣，吴彦莉．从"气一元论"与"原子论"角度探讨中医学与西医学的差异 [J]. 中医药学刊，2006，24（6）：1068-1069.

[32] 秦立新，刘天君．气本体论溯源及其对中医学的影响 [J]. 医学与哲学，人文社会医学版，2009，30（10）：59-61.

[33] 符友丰．关于传统医学文化的"气" [J]. 医学与哲学，2000，21（10）：33-35.

[34] 王慧俐．饮食限制诱导细胞自噬及其对老龄大鼠寿命的影响 [D]. 山西医科大学，2010.

[35] 邹雪芳，夏林炜，赵吉超，等．基于形气神三位一体生命观的辟谷研究 [J]. 中华中医药杂志，2018，33（12）：5648-5650.

[36] 郭建红，燕晓雯，LI Bao-you，等．辟谷养生对10例健康受试者生理生化指标的影响 [J]. 中国中医基础医学杂志，2019，25（2）：201-204.

[37] 郭建红，燕晓雯，殷振海，等．中医传统辟谷养生技术对胆红素水平影响研究 [J]. 亚太传统医药，2018，14（4）：147-149.

[38] 郭建红．辟谷实践及探讨 [J]. 中医研究，2011，24

（1）：33-35.

[39]Soare A，Weiss EP，Pozzilli P. Benefits of caloric restriction for cardiometabolic health，including type 2 diabetes mellitus risk[J]. Diabetes Metab Res Rev. 2014 Mar，30 Suppl 1：41-47.

[40] Sohal RS，Forster MJ. Caloric restriction and the aging process：a critique[J]. Radic Biol Med.2014，73：366-382.

[41] Michalsen A，Li C. Fasting therapy for treating and preventing disease-current state of evidence[J]. Forsch Komplementmed.2013，20（6）：444-453.

[42] 云玉芬，王琦，张其成. 从《黄帝内经》看"气"的本质属性 [J]. 山西中医，2009，25（11）：1-3.

[43] 刘玉良. 感悟《黄帝内经》"阳化气，阴成形"[J]. 中华中医药杂志，2016，31（12）：5185-5187.

[44] 任建坤，章文春，费伦，等. 基于太赫兹技术对中医气理论外气实质研究 [J]. 中华中医药杂志，2017，32（9）：4133-4135.

[45] 吴昊天，魏聪，常成成，等. 评述近 20 年传统医学"气本质"的理论研究进展 [J]. 中国中医基础医学杂志，2016，22（2）：281-283+286.

[46] 刘艳丽，王秀秀，韩金祥. 中医"气"学说研究 60 年 [J]. 辽宁中医杂志，2014，41（11）：2299-2303.

[47] 韩金祥，韩奕. 论中医气的物质基础是机体辐射

电磁（量子）场 [J]. 山东中医药大学学报，2010，34（6）：474–476+479.

[48] 林俊山，张丽霞. 从量子理论探讨气的物质性新释 [J]. 中医药学刊，2002，（3）：325–327.

[48] 沈晋贤. 医巫同源研究 [J]. 南京中医药大学学报（社会科学版），2003，4（4）：197–201.

[49] 杨金萍，卢星. 从"医"的字形演变谈巫医与针砭术的发源 [J]. 世界中西医结合杂志，2014，9（8）：799–802.

[50] 刘天君，章文春. 中医气功学（新世纪第四版）[M]. 中国中医药出版社，2016，9：1–2.

[51] 韩金祥. 论中医理论与量子理论科学哲学观的可通约性 [J]. 南京中医药大学学报（社会科学版），2011，12（3）：160–164.

[52] 乐光尧. 量子化概念和微观物理学的发展 [J]. 华东石油学院学报，1982，24（增）：43–58.

[53] 李继堂. 从量子力学解释到量子场论解释 [J]. 科学技术哲学研究，2017，34（1）：36–40.

[54] 刘瑶瑶，邓环. 从马王堆汉墓典籍看中医药的发展历史 [J]. 陕西中医药大学学报，2018，41（6）：109–112+127.

[55] 邓婧溪，何清湖，刘朝圣. 马王堆医学传播方式的思考 [J]. 中医药导报，2016，22（6）：10–11+14.

[56] 梁润英.《千金翼方》辟谷养生方药探析 [J]. 中医

文献杂志，2008，26（4）：17–18.

[57] 陈古一，邓杨春 . 辟谷理论的形成及其在养生中的现实意义 [J]. 湖南中医药大学学报，2019（9）：1104–1107.

[58] 艾迁明，刘华东 . 基于数据挖掘初探古代服饵辟谷方剂用药规律 [J]. 中华中医药杂志，2019，34（4）：1790–1793.